KARIKÁZZA BE, AHOL FÁJ

Iván Tamás

2015

Publio kiadó

Minden jog fenntartva!

Második kiadás

ISBN 978-963-424-287-1

Nyomdai előkészítés és gyártás: Publio Kiadó Kft.

Figyelmeztetés

A kiadvány szerkesztője nem orvos, nem szándékozik sem kezelni, sem diagnosztizálni, sem megelőzni a Lyme-kórt, az itt leírtak pedig semmiképpen sem tekinthetőek orvosi tanácsnak. A jegyzet mindössze összegezni és megosztani kívánja azokat a tapasztalatokat és információkat, melyekhez a szerző a betegsége alatt hozzájutott, illetve amiket átélt.

A Lyme-kór kezelése összetett és nehéz feladat, a leírtak alapján történő öngyógyítás bizonyos körülmények között akár életveszélyes is lehet, nem ajánlott egyik alternatív terápia elkezdése sem orvosi felügyelet nélkül. A felhasználó egészségével kapcsolatos kérdésekben mindig konzultálni kell a saját orvossal, a sürgős esetekben pedig azonnal fel kell venni a kapcsolatot a sürgősségi betegellátás körzetileg illetékes szerveivel. Információnk felnőtteknek szólnak.

A kiadvány nem minősül semmiféle ajánlattételnek sem a szerző, sem a kiadó oldaláról. Sem a szerző, sem a kiadó nem vállal felelősséget bármilyen harmadik személy által a kiadvány tartalmára való hivatkozás által okozott semmiféle kárért.

Előszó helyett

A legelső kérdés, amit feltesznek a sorstársak, így hangzik: Gyógyult vagyok-e? Nem, nem vagyok. Vannak nehéz napok, olykor hetek. Ilyenkor előfordul, hogy ágyban kell maradnom, ugyanis képtelen vagyok felkelni a fáradtságtól, a fájdalomtól, esetleg mindkettőtől. Máskor küzdenem kell, hogy lépést tarthassak a többiekkel az irodában, akik ebből csak annyit vesznek észre, hogy nem vagyok önmagam, keresem a szavakat. Bár a legtöbb kollégám tudja az okát, emiatt mégis elkerülhetetlenül visszatérő téma a betegség, ami kínoz. Krónikus Lyme-kór. Hisz' olyan nem létezik! – kiáltana fel a legtöbb orvos. Ez a rossz hír. A jó hír pedig az internet. Nyelvek, országok, közösségek keverednek a világhálón, a legkülönfélébb formában. Blogok, weboldalak, fórumok tömkelege várja az újdonsült-régi beteg felbukkanását, csatlakozását ehhez a sokat megélt közösséghez. Olyan emberekkel, akik itt nyugodtan számolhatnak be tapasztalataikról, tüneteikről, a sikeres és sikertelen gyógymódokról. Mindarról, ami enyhülést hozott olykor évtizedes szenvedés után. Valamennyien egy helyről indultak el; a családorvos rendelőjéből, aki aztán továbbította őket szakorvos kollégáinak. Sorban látogatták a belgyógyászt, a neurológust, a gasztroenterológust, az immunológust, a nőgyógyászt, a reumatológust, a bőrgyógyászt, a fül-orr-gégészt, a szemészt. Valamennyien egy helyen végezték – a pszichológus előszobájában, egy doboz Xanax-szal a kezükben.

Mi lehet a baj? Ugorjunk a történet elejére. Vegyünk egy egyszerű esetet. A beteg észleli a kullancscsípést. Megjelenik a piros bőrpír. Legyen betegünk megfelelően informált, aki hallott már különböző médiacsatornákon, rokonok, barátok elbeszéléseiből a Lyme-kórról, ezért felkeresi a háziorvosát. A háziorvos ekkor több utat választhat. Szakorvoshoz – általában bőrgyógyászhoz – irányítja tovább a beteget, aki pár hét, esetenként hónap várakozási idő után talán fogadja is. Addigra a folt elhalványul, eltűnik, a panaszok még nem, vagy nem olyan formában jelennek meg, ami aggodalomra adhatna okot, így a bőrgyógyász megnyugtatja és hazaküldi a beteget. A biztonság kedvéért végeztethet ELISA-tesztet, hiszen ezt támogatja a társadalombiztosító. Tisztában van vajon azzal az orvos, hogy maga a teszt gyártója adta írásba, mennyire megbízhatatlan ez a termék? Hogy a diagnózist ráalapozni nem szabad? Hogy az érzékenysége kevesebb, mint 50%? Egy érme feldobásával hasonló eredmény érhető el. Mi pedig erre alapozva ítéltetünk meg, kaphatunk-e, adható-e kezelés?

Válassza a háziorvos a másik esetet. Antibiotikumot ír fel, azonnali kezdéssel. Azt, ami a „nagykönyvben" le van írva. A kullancscsípést követően megjelenő piros bőrpír feltételezi a Lyme-kórt, megerősítő laboreredményre nincs szükség, a kezelést azonnal meg lehet kezdeni. Ez esetben antibiotikum javasolt 3 héten át. Előfordulhat, hogy a beteg ezt követően „panaszkodni" kezd. Ugyanis rosszul van. Ez, kérem, teljesen kizárt, csupán az úgynevezett poszt-Lyme-szindróma esete forog fenn. Vagyis a kedves beteg képzelődik. Intsük türelemre, pár év, és megszűnnek a bántó tünetek. Vagy nem.

De a beteg nem türelmes. Gyógyulni akar, most! Valódinak érzi a panaszait, hiába állítja az orvos, hogy mindez csupán a fejében létezik. Izom-, ízületi és csontfájdalom. Visszatérő hőemelkedés. Mellkasi fájdalom. Viszketés. Fejfájás. Alhasi fájdalom. Enyhe felfázásos tünetek. Szívritmuszavar. Légszomj. Kéz- és lábzsibbadás. Szédülés. Egyensúlyzavarok. Izomrángás. Alvásproblémák. Érzelmi lehangoltság. Látásromlás. Hajhullás. Gerincfájdalom. Nyakfájás és nyakmerevség. Derékfájás. Arcfájás, állkapocsfájdalom. Nyirokcsomó fájdalom, duzzanat. Fáradtság, általános levertség. Hirtelen fogyás. Depresszió. Kézremegés. Ájulásszerű rosszullétek. Krónikus köhögés. Fülzúgás. Hányinger. Koncentrációs képesség romlása. Szellemi teljesítmény romlása. Beszédzavar. Hidegrázás. Betűk felcserélése, tévesztése. Alacsony vérnyomás, magas pulzusszám. Reflux. Pánikbetegség. Térdfájdalom.

6

Pesze, nem egyszerre, a tünetek jönnek és mennek (bár főleg jönnek), akár órák leforgása alatt megváltozhatnak. És a hosszú listát lejegyző orvos máris felkapja a fejét: mit mondott? Pánikroham? A rejtély meg van oldva. Érte mostanában trauma? Stressz? Fáradjon át a pszichológus kollégához. Erről egy ideillő vicc jut az eszembe. „Mit kaptál a hasmenésre? Nyugtatót. És már nem megy? Megy, de kit érdekel?"

Még nehezebb lesz a beteg dolga, ha sohasem látott magában kullancsot, nem tud beszámolni a jellegzetes piros bőrpírról. Ez nem szokatlan, csupán a Lyme-körökben járatlanoknak. Ugyanis a kullancsot nem úgy kell elképzelni, ahogyan azt a legtöbben szoktuk: csak a nőstény marad huzamosabb ideig az áldozatban potrohot növesztve, a hím kullancs perceken belül kiesik, így észrevétlenül távozik. Nimfa és lárva állapotban pedig akkorák, mint egy apró mákszem, gyakorlatilag láthatatlanok, fertőzésre azonban képesek. Fontos tudnivaló, hogy a piros bőrpír semjelenik meg minden esetben, csupán az esetek felében, harmadában. Nincs kullancs, nincsen piros bőrpír, ezzel árulkodó jel sem, ami felvethetné a Lyme-kór gyanúját. Tucatnyi laborvizsgálat, drága MR, CT és még mindig semmi. Az összes lelet rendben van. A beteg azonban tovább panaszkodik. „Olvasgat." Fórumozik. És jön a diagnózisával. Ez tűrhetetlen!

Kicsit túloztam most. Persze nem minden orvos ilyen, hiszen valaki gyógyítja a krónikus Lyme-kórt. A holdról pottyantak ide ezek az emberek? Nem. Közöttünk élnek, éltek eddig is, talán ugyanolyan krónikus Lyme-tagadóan, ahogyan a fenti példában szereplő társaik, amíg egy napon ők vagy valamelyik családtagjuk meg nem betegedtek. Ilyen orvosok alapították az ILADS szervezetet, akik nemcsak információt, de képzést is biztosítanak egy Lyme-kórral terhelt praxis orvos mentorának támogatásával. (www.ilads.org)

A krónikus Lyme-kór egyike azoknak a betegségeknek, amikor a diagnózist követően egyszerre jelentkezik majd a sokk és a megkönnyebbülés. Sokk, hiszen a beteg, aki hosszú éveket töltött el orvosi várószobákban, egyidejűleg gyógyulást is várt. Most azonban szembesülnie kell azzal, hogy számára nincs gyógyszer. Természetesen nem azt jelenti, hogy gyógyulás sem, ezt azonban nem csak egy helyen kell keresnie. Ne felejtsük el, hogy a diagnózis egyben lehetőséget jelent, esélyt arra, hogy hozzá hasonló betegekkel ismerkedhessen meg, tapasztalatot cseréljen, és ez által rátalálhasson a neki leginkább megfelelő útra. Sokaknak már az a tudat is elegendő, hogy a betegség nem kitalált, nem a „fejében" létezik.

Ha olvasod ezeket a sorokat, valószínűleg Te is érintett vagy, és már megfordult a fejedben vagy bebizonyosodott, hogy kullancscsípés okozta a bajt. Ez jó dolog! Mire számíthatsz, ha tovább olvasol? Elsősorban információkra. Pontosan úgy és olyan sorrendben, ahogyan azok hozzám eljutottak.

Mire ne számíts? Nem ajánlok megbízható receptet, fényt az alagút végén sem tudok mutatni. Abban próbálok segíteni, hogy bízzál magadban, bízzál a megérzéseidben, így döntsd el, merre indulsz tovább.

Mindannyian mások vagyunk, nem egyformán éljük meg a velünk történteket. Valaki könnyebben fogadja el, mások lázadoznak. Nem fogok hazudni, nehéz út áll előtted. Talán a legnehezebb, amit valaha végigjártál. Mégis megéri! Soha ne add fel a reményt!

A legelső dolog, amit tudnod kell az az, hogy a javulást megelőzően az állapotod romlani fog. Sokat fog romlani, mielőtt javulna. Attól függően, milyen régi a fertőzésed, mennyi baktérium van benned, milyen alfaj fertőzött meg, de emellett egyéb más okok is befolyásolják.

A Lyme-kórt okozó baktérium toxint, egy kémiai mérget ereszt ki pusztulás közben. Amikor az antibiotikum végez velük, a toxinok felgyülemlenek a testedben, és a tüneteid felerősödnek. Ez lehet fájdalom, zsibbadás, izzadás, tremor, illetve a belső szervek érintettségétől függően bármi más. A toxinok kihatnak az agyműködésedre. Álmatlanság, zavarodottság, depresszió, nyugtalanság és pánikroham

8

szintén tipikus jelek. Ezek azonban nem tartanak örökké, el fognak múlni, amint jobban leszel.

Másik fontos információ a Lyme-baktériumról, hogy a növekedése lassú. Első hallásra jó hírnek tűnik, azonban mégsem az, ha figyelembe vesszük az antibiotikum működési elvét – a baktériumokat csupán egy bizonyos fejlődési szakaszban képes ártalmatlanná tenni. Emiatt hosszú időt vesz igénybe a kezelés, általában hónapokat. Vannak „csodás" esetek, olyanok, akik pár hét alatt gyógyulnak, de régi fertőzés fennállásánál ez ritka. Mégse add fel! Próbálkozz! Ha hosszú ideig is tart, megéri, hiszen a végén ismét boldog és egészséges lehetsz.

Természetesen mindannyian a szellemi képességeinket szeretnénk visszakapni legelőször, ez azonban nem így lesz. Talán ezt kapod vissza utoljára. Amint az összes baktérium halott. Legelőször a fizikai tünetek csökkennek a kezeléssel, ezt követi afájdalom, a zsibbadás, végül a fej tisztul ki. Te csak tarts ki!

Amint elkezdted az antibiotikumos kezelést, kellemetlen meglepetés fog érni. Napokon belül úgy érzed majd, mintha egy teljesen felpakolt katonai teherszállító kamion ütött volna el. Felerősödik az összes tünet, azok is, amikről eddig nem tudtál. Ha nem bírsz vele, kérj gyógyszercsökkentést az orvosodtól, esetleg pulzáljátok, vagyis iktassatok be kis szüneteket. Legtöbbünk nem képes azonnal tolerálni a felírt gyógyszeradagot. Erősnek kell lenned néhány hétig (általában 6-8), gyakran hamarabb is átesel a brutális szakaszon.

Ha bevetted az antibiotikumot és nem történt semmi, lehetséges, hogy a téged megfertőző baktérium alfaj gyógyszer-rezisztens. Az is lehet, hogy a szervezeted küzd ellene, nem engedi hatni az antibiotikumot. Emiatt a legtöbb Lyme-szakorvos egyszerre két, eltérő hatóanyagú tablettát ír fel, amit együtt kell szedni.

Fertőzhetsz? A választ senki sem tudja. Mivel a házastársak és gyermekeik többnyire együtt nyaralnak, ugyanazon a helyen fordulnak meg ugyanakkor, utólag nehéz eldönteni, valóban megfertőzték-e egymást, esetleg külön-külön érte őket kullancscsípés. Egyes kutatók

9

szerint szexuális úton terjed, betegbeszámolók pedig ezt számos esetben megerősítették. Ugyanez igaz az átörökítésre, vagyis a terhes nő átadhatja a magzatnak.

A kezelés során fellépő kellemetlenségek:

1. Zavartság – a rövid távú memóriád valószínűleg hosszú vakációra indul. Előfordulhat, hogy eltévedsz, nem tudod, hol vagy, mit akarsz csinálni. Ez az érzés rád törhet a szobádban ülve vagy az ágyban fekve akár. Ne aggódj, el fog múlni. Lehetőleg ne vezess!

2. Zsibbadás – a különböző testrészeid lezsibbadhatnak, ez eltarthat akár napokig, hetekig. Ne pánikolj, vissza fogod kapni őket. A zsibbadásból fájdalom lesz, majd a fájdalomból normális érzet.

3. Fájdalom – ugyanaz igaz rá, mint a zsibbadásra. Sokkal több helyen benned van a baktérium, mint ahogyan azt korábban gondoltad. Sohasem fájt a hátad, de most igen? Az alkarod? Csuklód? A haldokló baktérium mérget ereszt. Gondolj arra, hogy ez jó!

4. Álmatlanság – nem csak éjszaka. „Élvezd" ki az utolsó napokat, majd alszol, ha a toxinszint lecsökkent.

5. Hallucináció és hangok – bármikor megtörténhet. Aludnál, de a toxinok nem hagynak, az agyad elakad félúton álom és valóság között. Egy kis szundikálás, napközbeni pihenés enyhítheti a tüneteket. Altató átsegíthet a nehézségen, de feltétlenül beszéld meg a kezelőorvosoddal. Arról is haladéktalanul tájékoztasd, ha kielégítő alvás mellett állnak fent a fentiek.

6. Tremor, remegés – változó erősségű lehet, változó időtartammal. Okozhatja a haldokló baktérium is, amennyiben a mozgásért felelős idegeket irritálja.

7. Izzadás, hőhullám, hidegrázás – szokd meg. Néha segít egy kis extra tengeri só az étrendbe, ha sódium hiány okozná.

8. Kés- vagy tűszúrás jellegű fájdalom – hirtelen valaki megragad, és beléd szúr valami éles, hegyes tárgyat. Újra és újra, ezúttal másik helyen.

9. Szívritmuszavar – haladéktalanul konzultálj az orvosoddal, csakis ő döntheti el, hogy mennyire veszélyes. Ritkán, de előfordul, hogy a beteg ideiglenesen pacemakert kap a kezelés idejére.

10. Szédülés – változó lehet, a forog-a-földtől a részeg-tengerészig. Valaki hirtelen mellbe vág, majd kirántja alólad a szőnyeget.

11. Ideiglenes amnézia – ilyenkor a hosszú távú memória elutazik a rövid távú memóriával szabadságra. Tarthat pár percig, néhány hétig, de tipikusan a kezelés kezdetére jellemző. Vegyél egy jegyzetfüzetet.

12. Idegen a bőröd alatt – bárhol előfordulhat, úgy érzed, mintha apró lábacskák kaparásznának a bőröd alatt. Általában ezeket az immunrendszerrel hozzák összefüggésbe, a baktérium elleni küzdelme jeleként.

13. Hirtelen gyengeség – a tested küzd. Elgyengülhet a térded, levegőért kapkodsz, elájulhatsz. Amíg a pulzusod és a szívverésed rendben van, valószínűleg nincs nagy baj. Ellenőriztesd a gyógyszerallergiát, és konzultálj az orvosoddal.

15. Fejfájás – ha mázlid van, meg se kottyan. Ha nincs, szörnyű migrén fog gyötörni. Tegyél meg minden tőled telhetőt a túlélésért.

14. Kapcsolatvesztés – csukd be a szemed, érzed a karodat? Oké, akkor nézd meg. Ott van, ha nem is mindig érzed. Amint csökken a toxinszint, újra a tiéd lehet a tested.

15. Pánik – hidd el, nem vágysz erre. Arra tudsz csak gondolni: „Örökre ilyen maradok, nem bírom ki, valaki öljön már meg, és felejtsük el...". Az egyetlen jó hírem, hogy ez a tünet sem tart örökké.

16. Szuperhallás – akár fájdalmat is okozhatnak a hangok. A szagokról nem is beszélve. Gyakori a hányás.

17. Hangulatváltozás, dühroham, kiszámíthatatlanság – megint az a fránya toxin az agyban. Ki fog tisztulni végül. A rokonaidat erről feltétlenül értesítsd.

18. Jojó – ez Te vagy. Jó reggelre ébredsz, pár óra múlva mégis itt a vég. Vagy fordítva.

19. Bármi más – mindannyian mások vagyunk. Konzultálj az orvosoddal egyéb tünetek esetén.

Tippek:

1. Ne hagyjanak magadra hosszú ideig, segítségre lesz szükséged, valakire, aki segít, támogat és biztosít arról, hogy minden rendben lesz. Teljesen OK, hogy össze vagy zavarodva, félsz és elcsüggedsz. Beszélj olyanokkal, akik már bejárták az utat. Akár egy telefonhívás sokat segíthet. Keresd meg a hozzád hasonlókat, rengeteg önsegítő csoport létezik. Beszélj velük, hozzájuk, hiszen azért vannak.

2. Mozogj és lazíts! A legrosszabb, amit tehetsz, ha naphosszat csak fekszel, üldögélsz. A Lyme-kórért felelős baktérium képes elbújni a szövetekben. Megfelelő tornával nem csak a keringéseden segítesz, így közvetve az antibiotikum célba érésében, hanem kiűzöd az izmokba beköltözött borreliát, ezzel megelőzve a hosszú távú károsodást. Nyújtsál minden órában egyet-kettőt, tegyél rövid sétát. Főleg a kezelés első heteiben fontos.

3. Altató. Próbálj meglenni nélkülük! Várd meg, amíg csökken a fájdalom, ha alszol, nem tudsz mozogni. Ha nem megy, csak annyit vegyél be, amennyi feltétlen szükséges. A kezelőorvosod beleegyezésével.

4. Vedd be időben a gyógyszereidet! Ha kihagyod az adagot, már nem biztos, hogy eléri a kívánt hatást. Ne hivatkozz arra, hogy napközben szoktál aludni.

5. Olvasd el a gyógyszerek mellett található útmutatókat, tanulmányozd a lehetséges mellékhatásokat. A beszedés előtt. Úgyis elfelejted, mire sor kerül rá, ezért lehetőleg a jegyzetfüzetedbe írd fel.

6. Meleg fürdő tengeri sóval vagy epsom sóval. Fájdalomcsillapító hatású. Imádni fogod. Felturbózhatod szódabikarbónával, gyömbérrel vagy aloé verával a vizet.

7. Kávé és alkohol. Előbbiből mehet a koffeinmentes. Utóbbit felejtsd el egy időre.

8. Dohányzás. Itt az idő leszokni.

9. Betegnapló. Írd le a főbb tüneteidet, és adj nekik számot az erősségtől függően 1-10 között. Rajzold be egy kockás papírra, és húzd össze. Szépen megmutatja a baktériumod növekedési ciklusát, ami az orvosodnak hasznos infó lesz a kezeléshez.

10. Mi fog történi most? Hát kb. ez: Meg fogok halni. – Ez kibírhatatlan. – Rosszul vagyok. – Jobban vagyok. – Jól vagyok. – Tünetmentes vagyok.

Jó utat!

Szeptember

A KEZDET

Szeptember harmadika. Napsütés, a héten talán az első alkalommal, és az helyi időjárási viszonyokat ismerve akár utoljára, így egyöntetűen az erdei kirándulás mellett döntünk. Könnyű kabátot veszünk a kullancsok miatt, bár jelenlétük kizártnak tűnik. Nem is értem igazán, hogyan kerülhetett szóba. Még sohasem láttam kullancsot, és máskor is jártunk ebben a közeli erdőben, következmények nélkül.

Igyekszünk kiélvezni a gyengülő napsugarakat, jó pár órát eltöltve a fák alatt, a sűrűjében. Úgy az igazi! Meztelen csigákat és amerikai mókust kergetünk, kit-kit a saját tempójában. Vacsorára almás pite készül, előtte gyors tusolás, nem lehet koszosan nekiállni a sütésnek. A lábam furcsán véres, és valami kis makacs fekete maszat kapaszkodik bele, amit nem tudok lemosni. Rosszat sejtek.

Kikiabálok a fürdőszobából. A párom megerősíti. Hát ez bizony kullancs és nevet, miközben a könnyeimet törölgetem. Bennem?! Sőt, akár több is lehet, mondja. És valóban, a baj nem jár egyedül. Még 3 vérszívó van jól elbújva a különböző testhajlatokban. Beáztatjuk a ruhákat, onnan is előkerül egy. Másfél óra alatt megszabadulunk a „vendégektől", és ledöntök egy fél pohár vodkanarancsot az ijedségre. Vége. Vagyis nem. Most kezdődik.

AZ ELSŐ ORVOS

Az első orvos a szokásos családi, akihez mindig fordulunk. Mostanában talán többször, mint kellene, így fogad: „Már megint beteg vagy? " Mindössze napok teltek el a kullancscsípés óta, de máris rosszul érzem magam. A fáradtság eluralkodik a testemen, aludni szeretnék, a nyelvtanfolyamon sikerül összehánynom az asztalt, a térdem fáj. Folyamatosan szédülök, mintha részeg lennék, határozottan érzem, hogy forog a Föld. Erősen izzadok, emiatt állandóan büdös vagyok, a szagomat magam sem tudom elviselni. Enyhe hőemelkedésem van és szokatlanul merev, „húz" a nyakam. Rosszul vagyok, rosszul vagyok, rosszul vagyok. Csak erre tudok gondolni. Kiírnak egy hétre betegszabadságra. Vírusfertőzés. A Lyme-kórt kizárjuk, a betegség nem veszélyes, nem elterjedt. Az internetes kutatásunk szintén ezt támasztja alá. Különben is, ha csak pár óra hosszát volt bennem, akkor nem fertőz, ahhoz napok kellenek, de legalább 24-36 óra. A tünetek túl hamar jöttek. Biztosan nem Lyme. Megköszönjük a segítséget az orvosnak és hazamegyünk.

A MÁSODIK ORVOS – MÉGIS LYME

Fájdalmaim vannak, leginkább a combizomzatban. Nem vagyok biztos benne, hogy nem a tegnapi jóga közben húztam-e meg, bár sérülésre nem emlékszem. A szokásos rutingyakorlatokat csináltam, amiket rendszeresen szoktam, eddig minden gond nélkül. Ennek ellenére, elvileg és papíron – vagyis a kezelőorvosom szerint – jól vagyok, mehetek dolgozni. Valahogy bebotorkálok az irodaházba. Ebéd közben a kantinban szívem szerint leesnék a székről, hogy feltűnés nélkül meghúzódhassak az asztal alatt. Csendet akarok. Miért kiabál mindenki? El fogok ájulni. Nem tudok lábra állni, kicsúsznak alólam az alsó végtagjaim. Kanyarodás közben nekimegyek a sarkon álló szekrénynek. Egy kollégám megadja az orvosa elérhetőségét, aki a közelben rendel. Hosszabb út most teljesen kizárt. Szerencsém van, aznap délutánra van időpont. Az orvosnak az immunológia a szakterülete, emellett trópusi betegségekre specializálódott, így biztosra veszem, hogy azonnal át fogja látni a helyzetet, és fel fogja tárni az esetleges összefüggést. Mármint, ha van ilyen.

A fal mellett botorkálok, amint behajlítom a lábamat, azonnal össze akarok esni. Úgy tűnik, a város össze mozgólépcsője ma romlott el. Mindössze egyetlen metrómegállót kell mennem, nem kockáztatom meg a taxit, nem bízom benne, hogy el tudom mondani, hova megyünk. Csak egy megálló és a párom ott vár. Sohasem volt még ilyen hosszú pár száz méter. Odalent, az alagútban újabb meglepetés fogad. Nem látok rendesen. Mi lehet kiírva a szerelvényre? Szerencsére mindkét vonal jó, igazából nincs jelentősége, mégis megijedek. Csak foltokban látok. A metrón mindenki engem bámul, az idegrángás miatt kezem-lábam sajátos táncot jár. A fejem is. Nem tudom megállítani. Sírva megyek be a rendelőbe a párommal, ahol az ismeretlen orvos legelső szavával a stresszes munkahelyről faggat. Kételkedve nézi meg a csípések helyét. Honnan tudjuk, hogy kullancs volt és nem hangya? Győzködjük egymást. Az volt, nem az volt. Korán van, nincs korán. Leginkább a párom, én nem tudok megszólalni. Teljes passzivitásba vonulok, csak a könnyek peregnek az arcomon. Szédülök és mindenem fáj. Az orvos a depresszió vonalat erőlteti. Rosszul vagyok és nem értem, miért nem ájultam még el. Végül a párom nyomására másnap reggelre kapunk egy időpontot vérvételre, beleértve a Lyme-tesztet.

Majdnem egy hét telik el, ágyban fekszem, az izom- és ízületi fájdalmaim meglepően erősek. Egyedül megyek el, vissza az eredményért, az orvos előttem nyitja ki a borítékot. „És a nyertes..." Ez jó, ez is jó – dünnyögi maga elé –, ez pedig pozitív. Rámeredek. Van valami. Mi pozitív? – kérdem az enyhén ledöbbent orvost. Lyme. Elmosolyodom. Oh, csak Lyme? Már azt hittem, valami komolyabb. Az orvos megtalálta közben az elveszett önbizalmát, 2x200 mg Doxycyclint ír fel, és kiír másfél hétre betegszabadságra. Hazatelefonálok. Picit pityergek, inkább a megkönnyebbüléstől. A szüleim megerősítik. Lyme-kór? Az ma már olyan, mint a nátha. 20 napos kúra, és az ügy le van zárva. Véglegesen.

ALLERGIA VAGY HERX-REAKCIÓ?

Valami nem jó. Állok a szoba közepén, átfut rajtam az „áram". „Hooo". Ennyit tudok csak mondani. Második napja szedem a Doxycyclint. Penicillin-érzékenyként nem veszem félvállról a jeleket. Kivörösödik a nyakam, a mellkasom. Egyre rosszabbul vagyok, úgy érzem, itt a vég. Teljes zsibbadás, láz, tarkófájdalom, borzasztó migrén, remegés, hidegrázás. Megtalálom az internetes fórumon a Lyme-kóros betegeket, kiderül, hasonlóan reagáltak a kezelésre. Nevet kap a jelenség: Jarisch-Herxheimer reakció.

Rákeresek a világhálón. „Nem-allergiás típusú, gyógyszerhatásra létrejövő immunológiai válasz fertőzéses betegségekben a hatékony (antibiotikumos) kezelés első alkalommal történő alkalmazására. A meglévő bőrtünetek (pl. Syphilis, Lyme-kór) kifejezettebbé válnak, láz, hidegrázás, nyirokcsomó megnagyobbodás, valamint arthralgia léphetnek fel. Leírói a Syphilis Salvarsan kezelése során észlelték, de Penicillin is kiválthatja. Okai a tömegesen széteső kórokozókból felszabaduló toxikus termékek, esetleg azok „szuperantigénjei". A lázat a makrofágok aktivációja közben felszabaduló IL1 okozza. Teendő: megelőzni, ha már bekövetkezett, felismerni, allergiától elkülöníteni, a beteget pedig tovább kezelni."

Magyarul szinte semmit sem találok, így külföldi fórumokban olvasgatok, látom, hogy halálos kimenetele lehet. Többek szerint nem létezik, csak a gyógyszerallergia egy újabb orvosi elnevezése. Vita és újabb vita. Érvek és ellenérvek. A Herx – ez a beceneve – egyes külföldi Lyme-kór specialista orvosok szerint elkerülhetetlen velejáró. Jó hír, hiszen a kezelés hatékonyságát jelzi. Mások szerint szükségtelen, veszélyes és feltétlenül kerülendő. Nem tudom, kinek higgyek. Felhívjuk az orvost, aki meglepődik a hallottakon, felére csökkenti az adagomat, de nem állítja le.

A HARMADIK ORVOS – KRÓNIKUS LYME

Meg akarok halni. Na, jó, nem akarok, de fogok. Legalábbis úgy érzem. Nem, nem, nem. Betelt a pohár, nem szedek be több gyógyszert. Képtelen vagyok létezni. Perceken belül áramütés ér. Kell egy másik orvos, de honnan? Feltétlenül házhoz jöjjön, kizárt, hogy elhagyjam a lakást a következő 20 évben. Már nem tudok lábra állni, az egész testem remeg. Valaki ajánl egy nevet. Gyors hívás, lecsekkolom. Rákérdezek, próbálok biztosra menni ezúttal: volt már Lyme-kóros betege? Igen. Megkönnyebbülök. Szóval akkor folytassam a gyógyszert? Határozott és egyértelmű NEM a válasz.

Az új orvos valóban házhoz jön, ezúttal Zinnatot kapok, és behívót egy újabb laborvizsgálatra. Nagyszerű. A lakás közelében van a rendelő, mégis, óráknak tűnik a gyalogosan megtett rövidke út. Ahhoz képest, hogy hivatalosan nem vagyok beteg, ez eléggé elkeserítő fejlemény. Pont én, aki egykor kilométereket futottam és órákon át korcsolyáztam, lovagoltam, aikidóztam. Mi történik velem? A párom támogat. Fizikailag is. Az összes padra leülünk hazafelé menet. A következő hét ágyban telik, a korábbi gyógyszerallergiás (?) tünetekből semmi nem maradt, de jobban sem leszek.

Időm viszont, mint a tenger, olvasni is, bár nem egyszerű. Mintha egy lyuk lenne az agyam helyén. Újra és újra át kell futnom a sorokat. Blogot kezdek, hogy megtaláljam a számomra fontos információkat a későbbiekben, hogy megérthessem, mi történik velem. Először azt szeretném tudni, van-e jelentősége annak, hogy milyen antibiotikumot szedek. Találtam egy tanulmányt erről. Klinikai kísérletekben összehasonlították a Doxycyclin és a Zinnat hatóanyagát, az eltérés mindössze 5%-kal volt rosszabb az utóbbi esetében. Vagyis 95% ill. 90% gyógyult fel a friss Lyme-fertőzésből. Mindkét csoportban kiegyensúlyozottan fordult elő Herx-reakció, 12%-nál lépett fel rosszullét. Tehát elvileg mindegy, melyik gyógyszert szedem. Nagyszerű hír.

Meglepő, de úgy tűnik – bár nincs egyetértés erről orvosi berkekben –, nagy valószínűséggel létezik a Lyme-nak egy krónikus változata. Ezek lesznek azok a betegek, akiket nem kezeltek, alulkezeltek, félrekezeltek stb. Ezek azok a betegek, akik egyesek szerint nem léteznek, hiszen minden leletük negatív. Ahhoz képest, hogy „kitaláció", meglepően sok információt találok róla. Van, aki poszt-Lyme-szindrómának nevezi, a beteg azonban a protokoll szerinti 20 napos kezelés után igazából meggyógyult. Orvosilag nem megalapozott tehát, hogy tünetei legyenek. Egyéb magyarázat nincsen, pár év múlva elmúlik. Pszichológus, pszichiáter segítsége javallott.

Mik a krónikus Lyme tünetei? A legjobb leírás a „minden", amire a beteg többnyire legyint, hiszen évek óta megvan neki. Ahogyan nekem is, az alábbi listából 15.

- (nyári) influenzaszerű tünetek, amik el is maradhatnak,
- ízületi és idegfájdalom, főleg térdben,
- hajhullás,
- hideg végtagok,
- szédülés, a beteg kanyarodás közben nekimegy a falnak,
- alhasi fájdalom,
- nehézkes gondolkodás,
- közöny, apátia,
- személyiségváltozás,
- pánikrohamok,
- tarkótáji fájdalom,
- frontérzékenység,
- fáradtság,
- sok vagy kevés alvás,
- végtagzsibbadás,
- csúnya és lassú kézírás,
- rövid távú memória romlása, a beteg elfelejti, miért ment be a szobába, mit akart mondani, hova kell menni és mikor stb.

LUMBÁLÁS, AVAGY MIT TEGYÜNK, HA HÁTBASZÚRNAK

Október közepe. Több napon át kínzó mellkasi fájdalom után (ami a Lyme-osok 8%-ánál fellép) a hármas számú orvosom beküld a helyi kórház sürgősségi osztályára egy EKG-kérelemmel. Kora délutánra sikeresen összekapjuk magunkat a párommal, aki dolgozott, egyedül persze nem mertem elindulni. Bár még sohasem jártunk ott, szerencsére könnyen megtaláljuk az osztályt, és hamarosan a felvételi pultnál álltunk. A pult mögött álló nők aktívan vitatkoztak, egy felakasztandó kép helyét keresik. Össze fogok esni. Végül sorra kerülünk a kép után, és megtörténik az EKG. Meg kell várnunk az orvost, hogy átnézze a leletet. Az orvos igazából egy fiatal rezidens, aki nemigen érti, miért vagyunk itt. Elmagyarázzuk. A kullancs résznél feszegetni kezdi a vörös „kokárdát", ezért szükségszerűnek érzem, hogy felvilágosítsam, ez nem jelenik meg minden esetben. Furcsán néz rám. A párom rámszól, hogy ezt ne. Látszólag céltalanul összevissza szurkál ezután egy tűvel, majd elmegy, hogy megkeresse a rá felügyelő doktornőt, aki szintén összevissza szurkál, hogy ellenőrizze a rezidens megfigyeléseit. Közben elrendelnek egy újabb vérvételt, amit már meglehetősen zokon veszek. Ezzel együtt immár 50 cső vért veszítettem el a diagnózis érdekében az elmúlt négy hétben. Megérkezik a neurológus az emeletről, a kezével döngeti a mellkasomat. Türelmesen nézek rá, érteni nem értem. Felmutatja a kezét – a tenyerébe rejtve egy meglehetősen nagy tű van. Semmit sem érzek. Először nemet mondunk a lumbálásra, azonban hárman győzködnek, ez feltétlenül szükséges. Nem fájdalmas, ígérik. Ismét nemet mondunk, meg akarjuk gondolni, információkat gyűjteni előtte, de az orvosok nem adják fel. Úgy tűnik, őszintén aggódnak. Állítólag sok erre az agyvelőgyulladásos eset. Semmilyen tájékoztatást nem kapunk a lehetséges kockázatokra nézve, kérdésünkre azt felelik, a beavatkozás teljesen veszélytelen. Szóval belemegyünk. Nyugtatót kapok, de nem érzem, hogy hatna. Ezzel próbálják megállítani az egész testemet rázó remegést, de ez lehetetlen, hiszen hetek óta küzdök vele. A kritikus pillanat előtt még sikerült rákérdeznünk, hogy nem okozhat-e gondot a részben nyitott gerincem. Nyertünk egy újabb fél óra egérutat, amíg a CT-vizsgálat elkészül. Sajnos nem maradt több kifogás. Nekifognak.

Talán 5 percig tartott, bár az is lehet, hogy 50 volt? Szokatlan érzés a gerincedben tűvel babráló neurológus. Még éreztem, ahogy kihúzzák a hátamból a tűt, a párom szerint ennél a pontnál ájultam el. Az egyik orvos a háromból visszanézett az ajtóból, látta, mi történik, majd a többiekkel együtt távozott.

Jótanácsok lumbálás előtt

1) Ne hagyd magad! Na, jó, csak vicceltem, Ha kell, hát kell.

2) Ne hidd el, hogy nem fog fájni. Ragaszkodj az érzéstelenítőhöz. Kérj meg valakit, hogy fogja a kezed!

3) A szúrás után 2 órán keresztül hason kell feküdni, legyél benne biztos, hogy ezt az orvos is tudja! Rengeteg vizet vagy teát kell inni, ezt kalkuláld bele – ez WC-látogatást is jelent. Legyen valaki, aki kezeli az ágytálat.

4) 24 órán át feküdni kell, mozdulatlanul, a hátadon. Minél kevesebbet mozogsz, annál kevesebb fájdalomban lesz részed később.

5) Igyál, igyál, igyál! Víz és koffein.

Ezeket a saját káromon tanultam meg, ugyanis nekünk semmit sem mondtak, hiába kérdezgettük. Az eredmény visszajött egy órán belül, mivel negatív lett, elvitték az előre kikészített infúziót, engem pedig kitoltak ágyastól a folyosóra félmeztelenül, a párom alig tudott kapkodva felöltöztetni. Egy újabb óra múlva valahogy kibotorkáltam a mosdóba, majd hazaküldtek minket. Úgy tűnt, elvesztették az érdeklődésüket, most, hogy nem haldoklom. A diagnózis: szklerózis multiplex. Keresse fel mihamarabb neurológusát.

A rezidens szerint lábon hazamehetek, sőt másnap délután nyugodtan mehetek vásárolni. Ennek következtében csúnyákat fogok gondolni róla nemsokára. A párom leszólít egy taxist, akinek nem jön meg a fuvarja, így elvisz minket. Ömlik az eső. Végigjajgatom az utat, pedig még hat a fájdalomcsillapító. Aztán már nem hat. Egyre jobban belejövök a jajgatásba. A következő négy napban van idő gyakorolni. Morfiumtartalmú fájdalomcsillapítót kapok, de nem hat, így nem is szedem az első próbálkozásokat leszámítva.

Ma már tudom, hogy ez egy teljesen felesleges beavatkozás volt. Dr. Burrascano szerint, aki évtizedeket töltött a Lyme-kór gyógyításában, mindössze a betegek 7%-ánál mutatható ki a Borrelia ezzel a vizsgálattal.

VISSZA AZ ALAPOKHOZ, AVAGY A KRÓNIKUS LYME-KÓR TÜNETEI

Elegem van a felemás információkból. A neten található orvosi útmutatások a gyógyításról ellentmondásosak. Az egyetlen tény, amiben megegyeznek, hogy feltétlenül tudni kell, friss vagy régi-e a fertőzés. Ezt a kezelés megkezdése előtt a vérteszt adataiból kell megállapítani. Ez a teszt azonban nem mindegy, milyen típusú, ugyanis az ELISA, amit például a TB által finanszírozott diagnosztikában alkalmaznak, nem megbízható. A teszt gyártója a laborteszthez mellékelt tájékoztatójában külön kiemeli.

Természetesen rákérdeztünk, szeretnénk tudni, a labor melyiket használja. Valamit magyaráz a kettes számú orvos, de se nem meggyőző, se nem egyértelmű. Nem érti, ez miért fontos, semmi közünk hozzá. Egyébként ő sem tudja, ezt bízzuk a laborosra. Az egyetlen információ, ami eljutott hozzánk, hogy az ismételt Lyme-teszt is pozitív lett. Immár a harmadik.

Egyes orvosi irodalom alapján – legalábbis a szerint, ami engem meggyőzött, magyar vonatkozásban Dr. Bozsik összeállítása – nem elegendő a 20 napos antibiotikumos kúra. Életre szóló következményei lehetnek a túl rövid kezelésnek. Dr. Bozsik Béla betegtájékoztatója letölthető a http://lymenet.hu oldalról.

A betegtájékoztató része egy részletesebb tünetlista is, ami abban segíti az orvost, hogy eldönthesse, akut vagy krónikus-e a fertőzés. Gyakorlatilag – a korábbi kullancscsípést és a piros bőrpírt leszámítva – minden kérdésre igenlő választ adok. Megdöbbenek. Az nem lehet, hogy krónikus Lyme-os vagyok. Évek óta járok kivizsgálásokra, különböző panaszokkal. Most pedig világosan megmondták, a diagnózis szklerózis multiplex. Vagy mégsem? Tovább kutatok. Mi jellemző még a Lyme-kórra? Lehetséges, hogy félrediagnosztizáltak? Évekig?

A Kanadai Lyme Betegek Egyesületének jóvoltából egy újabb listával bővítem a fegyverzetemet. Amennyiben legalább 20 tünet fennáll, a Lyme-kór fertőzésének megléte valószínűsíthető.

- Kullancscsípés (a betegek fele nem emlékszik rá vagy nem figyelt fel rá)
  - piros bőrpír a csípés helyén, ami nem alakul ki minden esetben,
  - piros bőrpír a test egyéb felületén,
  - kerek, ovális és növekvő bőrpír,
  - a bőrpír megjelenik, majd eltűnik.
- Fej, arc, nyak
  - megmagyarázhatatlan eredetű hajhullás,
  - fejfájás, a gyengétől a migrénes változatig,
  - nyomás a koponyában, az MR elváltozást mutat a fehérállományban a szklerózis multiplexhez hasonlóan,
  - idegrángás (arc vagy egyéb izmok),
  - orr vagy nyelv zsibbadása, hőhullámok a nyakon vagy az arcon,
  - részleges arcbénulás (Bell's Palsy, Homer-szindróma),
  - fájdalmas nyak,
  - állkapocsfájdalom, fogak fájdalma (látható panaszok nélkül),
  - torokfájás (sokszor a betegség kezdetét jelzi),
  - orrfolyás,
  - váladék,
  - rekedtség,
  - állandó torokköszörülés.
- Szem/látás
  - dupla vagy homályos látás,
  - úszó foltok,
  - fájdalom a szemben, vagy duzzanat a szem körül,
  - túlérzékenység fényre,
  - villogó fények/formák/színek.
- Fülek
  - csökkent hallás egyik vagy mindkét fülben, füldugulás,

26

– fülzúgás,

– fájdalom, túlérzékenység a hangokra,

– fülcsengés az egyik vagy mindkét fülben.

• Emésztési és kiválasztó rendszer

– hasmenés,

– székrekedés,

– irritábilis hólyag vagy interstitialis cystitis,

– gyomorpanaszok (hányinger vagy fájdalom),

– GERD (gastrooesophagealis reflux betegség).

• Vázizom rendszer

– csontfájdalom, ízületi fájdalom vagy duzzanat,

– carpalis alagút-szindróma,

– ízületi merevség, hát, nyak, teniszkönyök,

– izomfájdalom vagy görcs (fibromyalgia).

• Légzési és keringési rendszer

– légszomj, nem kielégítő légzés, köhögés,

– mellkasi fájdalom vagy érzékenység a bordák alatt,

– éjszakai izzadás (a betegnek gyakran pizsamát kell váltania) vagy hidegrázás,

– palpitáció vagy extra ütés,

– endokarditisz, szívblokk.

• Neurológiai rendszer

– remegés, tremor (rázkódással),

– égő vagy szúró érzés a testben (vasculitis),

– kimerültség, krónikus fáradtság szindróma, gyengeség, perifériás neuropátia vagy részleges bénulás,

– nyomás a fejben,

– zsibbadás a test különböző részein, bizsergés,

– szédülés, járási nehézség,

– utazási betegség.

• Pszichológiai tünetek

– hangulatingadozás, ingerlékenység, bipoláris,

– szokatlan depresszió, gyakran nagyon súlyos,
– tájékozódási zavar (elveszettség érzet),
– gyakori (akár ok nélküli) sírás,
– túl sok alvás vagy álmatlanság,
– elalvási nehézség, hajnali „óranézegetés",
– pánikroham, szorongás, fóbiák (a pánikroham hosszú ideig, akár órákig is eltarthat).

• Mentális képesség
– memóriazavar (rövid vagy hosszú távú),
– zavartság, gondolkodási nehézség,
– nehezebb koncentráció (például olvasáskor – gyerekekre nagyon jellemző),
– nehézség a beszédben (elkent vagy lassú),
– dadogás,
– egyszerű, hétköznapi folyamatok és feladatok menetének elfelejtése (pl. mosógép bekapcsolása, telefonálás, bankautomata kezelése).

• Szexualitás
– a nemi vágy hiánya,
– szexuális diszfunkció,
– megmagyarázhatatlan eredetű menstruációs fájdalom, szabálytalanság,
– megmagyarázhatatlan eredetű emlőfájdalom,
– here- vagy kismedencei fájdalom.

• Általános panaszok
– hiperérzékeny szaglás,
– megmagyarázhatatlan súlygyarapodás vagy fogyás,
– fáradékonyság,
– nyirokcsomó-duzzanatok,
– megmagyarázhatatlan eredetű láz, tartós hőemelkedés,
– folyamatos vagy gyakori fertőzések (arcüreg, vese, szem stb),
– a tünetek gyakran változnak, jönnek és mennek,

– a fájdalom vándorol a különböző testrészek között (ma a kezem fáj, holnap a lábam),

– „influenzaszerű" betegséggel kezdődnek a fenti panaszok (érdemes rákérdezni, volt-e a beteg kirándulni, erdőben, lovagolt-e, van-e kisállata, kullancsot szedett-e ki magából, volt-e bőrpír),

– alacsony testhőmérséklet, hideg kezek-lábak, rossz vérkeringés,

– allergia – kémiai anyagokra, vegyszerekre érzékenység,

– alkoholintolerancia.

PAJZSMIRIGY-VAGY LYME-KÓR?

Hosszú ideig, évekig jártam orvostól orvosig, többnyire belgyógyász magánrendeléseket kerestem fel, reménykedve abban, valamelyik képes lesz megmondani, mi a baj. Mert valami volt, ezt biztosan éreztem. A laborleleteim egyetlen problémás területet mutattak, enyhe fehérvérsejtszám-emelkedést illetve pajzsmirigy-alulműködést. Minden más normális volt. Ezzel le is tudtuk a dolgot. Azonban egyre több helyen látom most, hogy ez a panasz visszatérő és tipikus a Lyme-betegek életében, úgyhogy beszéljünk róla.

Következzék Karen története:

„Teljesen egészséges 32 éves voltam, talán ezért maradt olyan sokáig felderítetlen a pajzsmirigy betegségem. (6-7 évig). Kb. 7 évvel ezelőtt kezdődött minden, akkor költöztünk a férjemmel Massachusetts városába, ahol fitneszedzőként kaptam állást. Imádtam a munkámat, a gyenge és viszkető izmaim azonban pokollá tették a napomat, egyre gyarapodott a testsúlyom, mindez annak ellenére, hogy napi 1-2 fitneszcsoportot oktattam, emellett egészségesen étkeztem. Állandó fáradtság gyötört. Emlékszem, egyszer hajmosás közben szünetet kellett tartanom. Máskor úgy éreztem, kicsúsznak alólam a lábaim a lépcsőn lefelé menet.

Minél inkább igyekeztem, hogy egészségesebb és erősebb legyek, annál gyengébbé váltam, kissé depressziós is, hiszen semmi sem segített. Úgy éreztem, egy csődtömeg vagyok. Így hát keresésbe fogtam egy olyan orvos után, aki meghallgat és segít.

Három év alatt négy orvosnál jártam. A tüneteim klasszikus Lyme- és hypothyroid-tünetek keveréke volt: fáradtság, alacsony vérnyomás, száraz bőr, ízületi és izomfájdalmak, akne, hízás, szabálytalan menstruáció, ködös agy, depresszió, lassú reflexek, alacsony testhőmérséklet, Raynaud-szindróma, székrekedés. Mivel a szó hétköznapi értelmében nem voltam kövér, sem kórosan elhízott, az orvosok szerint csupán egy megszállott voltam, aki túl sokat foglalkozik a testével. A fáradtságot és a szabálytalan menstruációt a testmozgással magyarázták, az alacsony vérnyomást pedig azzal, hogy „egészséges" vagyok. Ennek ellenére éreztem, valami nagyon nem természetes megy bennem végbe.

Megoldásra vágytam, az igazi okra, nem a tünetek elmaszkírozására. Az orvosi rendelőből kifelé menet hallottam, amint a doktor a telefonba egy másik betegének szintén Prozacot írt fel, mintha az mindent gyógyítana! Meglehetősen nehezen fogadtam el a helyzetet, hiszen energikus, egészséges emberekkel voltam körülvéve nap, mint nap, akik csodálatos, élvezetes dolgokkal foglalkozhattak, csak én éreztem úgy, hogy túl fáradt vagyok a kitűzött céljaim eléréséhez. Mind a szakmámban, mind a magánéletemben. Igyekeztem titkolni ezeket a kétségeket és meggyőzni magam arról, jól vagyok. Ezt tanácsolta az orvos. Ha kellőképpen meggyőző a viselkedésem, be is fog következni. Minden létező wellness órán és táplálkozási tanácsadáson részt vettem, ezekhez a munkahelyem miatt szabad hozzáférésem volt, akupunktúrára jártam és masszázsra, meditáltam és jógáztam. Felkerestem a pszichológiai tanácsadást.

Természetes progeszteront írtak fel (Biotech), akkor én is azt hittem, ez a legjobb út. Azonnal jobban éreztem magam, hamarosan azonban szédülés tört rám, az energiaszintem fel-le ugrált, és a kognitív képességem napról napra változott. Az orvosom biztosított róla, mindent kézben tart, várni kell, legalább hat hónapra lesz szükség a javuláshoz. Közben Baltimore-ba költöztünk, ahol jelenleg élünk. A fáradtság fokozódott, feledékeny lettem, és minden álomszerűnek tűnt. Kitartóan kutattam újabb orvos után. Szükségem volt energiára, a férjemmel együtt mindketten új munkahelyen kezdtünk és házépítésbe fogtunk.

Találtam egy családorvost, aki elmondása szerint krónikus fáradtságra specializálódott. Remek! Az összes közül leginkább ő

31

nem segített rajtam. Felháborodott, amikor megtudta, hogy természetes progeszteront szedek, úgy kezelt, mint egy idiótát. Azt mondta, az egyetlen megoldás a műtét. Szerinte csupán premenstruációs szindrómám van és Prozacot javasolt. Tudom, az antidepresszáns nagy segítség számos szenvedőnek, de nem akartam erre az útra lépni. Nem bíztam benne. Már a harmadik orvost „fogyasztottam", végre olyasvalakit, ami meghallgatott és törődött velem. Igazából a nőgyógyászomról van szó, aki egyben családorvosként is praktizált, és a hormonszintemet tesztelve próbált rálelni a probléma gyökerére. A TSH (Thyreoidea-stimuláló hormon) eredményem 19 volt. Sohasem felejtem el, a munkahelyemen hívott fel és elmondta nekem az eredményt. Sírtam a boldogságtól, hiszen itt a bizonyíték, a betegségem nem a „fejemben" van.

Végre rátaláltam egy endokrinológusra. Már a legelső találkozásunk alkalmával abbahagyatta velem a Biotech szedését (amiről sohasem hallott, ez megijesztett) és új gyógyszert írt fel. Meg volt győződve arról, hogy ez segíteni fog.

Két hétre rá naponta tört rám a sírás, fáradtabb, „ködösebb" és depressziósabb voltam, mint valaha. Gyakorlatilag fel kellett vonszolni magam az emeleti irodámba, ahol órákon át ültem a munkám felett – képtelen voltam gondolkodni vagy írni, pedig ezért vettek fel. A családom szerint mindössze a stressz okozta a hangulatváltozást. De hiszen boldognak kellene lennem! Féltem, úgy éreztem, ez már örökre így marad.

Ismét kutatni kezdtem, ez alkalommal az interneten, így találtam rá a Mining Company oldalára, a T3-ra vonatkozó információkra a többi mellett. Mindent kinyomtattam és elvittem az orvosomnak, aki beleegyezett az új szer kipróbálásába. Pár hónappal később javult az állapotom, a THS és a T3 szintem normálisra változott (1,5 körülire), és az orvosom egyre biztosabbra vette, hogy a fáradtság, memória problémák, viszketés nem a pajzsmirigy számlájára írható. A többi tünet (száraz bőr, székrekedés, menstruációs zavarok, reflexek) jelentős mértékben javultak. Az orvos segítőkész volt, de nem tudta, mit tehetne értem, azt javasolta, keressek fel egy másik doktort.

Hát a következő sem volt az „igazi". Hihetetlen, mennyire nehéz jó orvost találni! Kérdéseket tett fel az étkezésemmel és testmozgásommal kapcsolatosan, de nem figyelt oda a válaszokra. Azt mondta, egészséges vagyok, csupán a diéta miatt fáradt, túl sokat tornázom, és nem adok elegendő táplálékot a testemnek. Ekkor már az étrendemet dietetikus állította össze, és csupán heti 3-4 alkalommal sétáltam fél órát! Végre találtam egy családorvost, aki alternatív terápiákkal is foglalkozott, azonban nem fogadta el az egészségbiztosításomat. Úgy gondoltam, sebaj, ez igazán belefér. A doktor egy jó órán át beszélgetett velem az első találkozásunk alkalmával, főleg az ízületekről és a fáradtságról kérdezett, a pajzsmirigy csak pár kérdés erejéig merült fel. A konzultáció végeztével biztosra vette, hogy Lyme-kórom van. Hitetlenkedtem. Kizárt, hogy 10 orvos közül egy sem tesztelt volna le. Igaza lett. A labor szerint Lyme-kórom van, a Babesia nevű társfertőzéssel, amit szintén kullancs terjeszt. Hat hónap antibiotikumos kezelés következett. A hátfájásom elviselhetetlenné vált, izomlazítóval tudtam csak elaludni. Mégis boldoggá tett a fájdalom, hiszen azt jelentette, az orvosság működik. Az orvosom valószínűsítette, hogy az évek óta kezeletlen Lyme-kór autoimmun reakciót váltott ki. (Hashimoto-féle pajzsmirigygyulladás.) Ezt soha sem tudjuk meg bizonyosan, de logikusnak tűnik.

Szeretném azt mondani, hogy most már teljesen egészséges vagyok, de az igazság az, hogy megtanultam az energiaszintemhez alkalmazkodva élni. Most, hogy tudom, mi az oka, képes vagyok békében élni önmagammal. Bár az ízületi fájdalom teljesen elmúlt és agyi kapacitásom, energiaszintem jelentősen javult, még mindig fáradékony vagyok, gyakran gyötör olthatatlan szomjúság. Depresszió azonban nincs többé!"

Persze, nem Karen az egyetlen, akinél felmerült az összefüggés a Lyme-kór és a pajzsmirigy működési zavarai között.

„Dana vagyok, azután kezdtem érdeklődni a Lyme-kór és a hypothyroid között fennálló esetleges összefüggés iránt, miután a fiam megfertőződött 2005-ben. Először azt hittem, egy vírust szedett össze. Belázasodott, fájt a torka, a feje, a nyaka. Bedagadtak a fül mögötti nyirokcsomók. A következő héten elvittem az orvosunkhoz, aki laborvizsgálatot rendelt el, strep és mononucleosis felé tapogatózott. Mivel minden negatívan jött vissza, abban maradtunk, csakugyan vírusfertőzésről van szó. Egy hét múlva menjünk vissza, hogy ha nem javul vagy rosszabbodik az állapota. A torokfájás elmúlt, de a többi tünet makacskodott – nem ment le a láza, és a nyirokcsomó duzzanatok sem. Véreresek lettek a szemei, és elvesztette az étvágyát. A második laborvizsgálat alacsony fehérvérsejtszámot talált, de újra a vírus verzióját erősítette meg. Egy hónap múlva kellett visszamennünk kontrollra. Ezen a hétvégén egy furcsa piros kiütést fedeztünk fel a fiunk hátán, két héttel az influenzaszerű tünetek kitörését követően. Halovány volt, kerek és nagy, mintha lett volna valami a közepén. Az orvosi rendelőben tett harmadik látogatás megerősítette a Lyme-kórt gyanúját. Végre valami! Labortesztet rendelt, de a doktor szerint ez teljesen felesleges, a piros kokárda egyértelműsíti a borrelia fertőzés tényét. Két hét Amoxycillinnel távoztunk. Mivel túl későn született meg a megfelelő diagnózis, a fiam a Lyme-kór második stádiumába lépett. Az orvos hajlandó volt megtoldani a kezelést még két hét antibiotikummal. Megkérdeztem, nem lehetne-e Doxycyclinnel kezelni, a szakirodalom ezt a gyógyszert emeli ki, de az orvos elmagyarázta, mivel a fiam csupán 10 éves, a Doxycyclin elszínezheti a fogait. Ezt egyébként a fogorvosom megerősítette.

Eközben a fiam egyre több kognitív tünetet produkált, romlott a rövid távú memóriája, nehezen jutottak eszébe a szavak, leromlottak a jegyei. Elmentünk egy Lyme-kórra specializálódott gyerekorvoshoz, aki szerint hosszabb távú kezelésre lesz szükség, az eddigi négy hét nem elegendő, a fertőzés időközben bejutott az agyba. Az elvégzett Lyme-teszt pozitívan jött vissza. Megnyugodtam, a fiam jó kezekben van. További három hónap kezelés következett, az antibiotikum ezúttal is Amoxycillin volt probiotikum kiegészítővel, hogy megakadályozzuk a Candida betegség kialakulását. Lassan, de biztosan a fiam kezdte visszanyerni a kognitív képességeit, és a többi tünet is gyengült. Ennek ellenére feszülten figyeltem, hiszen időközben kiderült, a borrelia baktérium nem egykönnyen legyőzhető ellenség.

Egy év telt el, amikor feltűnt, hogy a fiam egyre fáradtabb, sokszor gyötri fejfájás, könnyen feldühödik és gyakoriak a hangulatingadozásai. Állandóan éhes volt, hízott. Mivel nekem pajzsmirigy alulműködésem van, tisztában vagyok a tünetekkel. Mérni kezdtem a testhőmérsékletét, ami sohasem került 36,6 fölé. A TSH eredmény 1,78 volt és az FT3 közepes, normál értékű. Az FT4 száma azonban nagyon, nagyon alacsony. Saját tapasztalatomból kiindulva biztosra vettem, hogy pajzsmirigy alulműködésről beszélünk, azonban vártam, hátha ez ideiglenes. Nem az volt.

Az a célom, hogy megmutassam a kapcsolatot a Lyme-kór és a későbbiekben fellépő adrenalin és a pajzsmirigyműködés zavarai között. Dr. John D. Bleiweiss elmondta: „Egyre több pajzsmirigy-megbetegedéssel találkozom a Lyme-kórban szenvedők körében. Még a helyi endokrinológus is megjegyezte négyszemközt, hogy az előfordulási gyakoriság a Lyme-betegeknél nagyobb lehet a normál populációban elvártnál. Sok betegnél ezt az elváltozást az agyalapi illetve a hypothalmus érintettség okozza. Fontos ezt figyelembe vinni, hiszen a későbbiek során kialakuló pajzsmirigy-működési problémák tünetet megegyeznek a Lyme-kór tüneteivel. A szubakut pajzs-mirigygyulladás a leggyakoribb és ritkán, de előfordul adrenalin alulműködés is.

Dr. James Howenstine Lyme-szakorvos az alábbiakat figyelte meg: A mycoplazmás, gombás és bakteriális fertőzések következményeként gyakran okoznak működési zavart a hipotalamusz, az agyalapi mirigy, a mellékvese, a pajzsmirigy és ivarmirigyekben. Minden krónikus beteg esetében meg kell fontolnunk a Lyme-kórt. Számos beteget diagnosztizálnak félre krónikus fáradtság-szindrómával illetve fibromyalgiával, olyanokat, akiknél mindössze pajzsmirigy- vagy adrenalinműködési zavar van.

Orvosi esettanulmányok is alátámasztják ezt az elméletet.

Október

SM VAGY LYME?

Majdnem egy hónap telt el a kullancscsípés óta, ebből gyakorlatilag három hét az ágyban. Gyanúsan nem passzolnak a tüneteim az SM-címke alatt felsoroltakhoz. A pajzsmirigyből kiindulva hamar találok hasonló történeteket a világhálón, ami csak tovább növeli a gyanúmat. A Lyme-kór harmadik fázisában járó betegeket – a neurológiai tüneteken alapulva – gyakran és tévesen SM-ként diagnosztizálják. A betegnek ilyenkor tudnia kell, hogy a legtöbb neurológus nincsen tisztában a fentiekkel. Most ne kommentáljuk a miértet. Saját tapasztalatból tudom, hogy a tünetek megtévesztően hasonlítanak egymásra, ilyenkor a beteg egy dolgot tehet: vagy elhiszi, hogy neki már „annyi" – bocsánat, de én így éltem meg –, vagy leül a gép elé és bepötyögi a keresőbe a Lyme varázsszót.

Emlékezz vissza a korábbi évekre! Senki sem kerül a harmadik fázisba már korábban meglévő panaszok nélkül, de ennek nem feltétele a kullancscsípés emléke.

Félrediagnosztizáltak volna? Ahogyan ezt a fiatal férfit is?

„Nem akarok erőszakoskodni, de ha annak idején valaki nem mondja ezt el nekem, a mai napig azt hinném, hogy SM-em van. 22 éves kanadai férfi vagyok. 10 éves koromban csípett meg kullancs a jobb vállamon. A klasszikus piros folt nem jelent meg, amiből megállapíthatták volna az orvosok, hogy fertőzött vagyok. Miután beszakadt a feje, orvos vette ki, aki el is küldte laborba bevizsgáltatni. Az eredmény – negatív.

Visszatekintve és a Lyme-tünetek ismeretében azt hiszem, már tinédzserkorban elkezdődtek a panaszaim. Gyakran voltam a végtelenségig kimerült, olyannyira, hogy nem tudtam felemelni a fejemet a párnáról vagy kinyitni a szemem. Gyakran voltam náthás, nem aludtam rendesen és romlott a rövid távú memóriám. 15 éves lehettem, amikor a bal felem, a lábam, a karom, az oldalam teljesen lezsibbadt. Az orvos azt mondta, várjunk, el fog múlni és pár hét múlva el is múlt valóban. Ez kb. négyszer ismétlődött meg 20 éves koromig, az orvos mindig azt mondta, várjunk pár hetet.

2006-ban, 20 éves koromban kezdődtek a gondok a bal szememmel. A szemészorvos azonnal egy retina specialistához irányított. Megállapították, hogy látóideg-gyulladásom van, ez egy olyan tünet, ami gyakori az SM-betegeknél. A retina specialista szerint azonban más is volt, ezért továbbküldött egy másik szemészhez, aki színvakságot állapított meg, és azt mondta, semmit sem tud tenni értem. Ez röviddel a 21. születésnapom előtt történt. Kétségbe voltam esve, egyszerűen nem találtam orvost, aki foglalkozott volna velem. Aztán a hatodik látogatás után a sürgősségi osztályon valaki végre elküldött egy neurológushoz. MR-vizsgálatot javasolt. A leletet elvittem a háziorvosomhoz, aki leültetett és azt mondta – „Elváltozásokat mutatott ki az MR az agyadban. Valószínűleg SM. El kell gondolkodni a jövődön, mivel hamarosan nem tudod majd ellátni magad, dolgozni sem fogsz tudni, és csak idő kérdése, meddig tudsz majd járni."

Hogy mondhatott ilyet? Hogyan mondhatta egyetlen MR alapján, hogy SM-ben szenvedek? Hiszen annyi más betegség lehetett volna... A múlt ismeretében azonnal kértem egy Lyme-tesztet, ami szintén negatív lett. Így beletörődtem a diagnózisba, bejelentkeztem egy jónevű SM-klinikára, ahol a vezető főorvos minden további vizsgálat nélkül megerősítette a diagnózist, hiszen az eset „teljesen egyértelmű" volt.

Négy hónapon belül a látóideg-gyulladástól eljutottunk az SM-beteg kategóriáig, akinek szembe kellett néznie a kezelés összes rémisztő mellékhatásával. A következő 15 hónapban szedtem rendesen a gyógyszert napi három alkalommal és injekcióztam magam. Mindezek ellenére egyre rosszabb állapotba kerültem. Kimerítő influenzaszerű tünetek és kibírhatatlan ízületi fájdalom jelentkezett.

Reggelente úgy éreztem, a gerincem száraz fadarab, és azonnal darabokra hullik szét. 8 hónap múlva már alig tudtam felmászni a lépcsőn, és közvetlen közelről sem láttam a tévét. Egy nap aztán a barátnőm a Discoveryn látott egy lányt, akinek pontosan megegyeztek a tünetei az enyémekkel. Az orvosok azt mondták neki, mentálisan zavart és pszichiátriai segítségre szorul. A lány Európában csináltatott tesztet. Nyomozni kezdtem és Kaliforniában találtam hasonló labort, ami állítólag a legjobb. 3 hét múlva visszajött a pozitív eredmény. Azóta is életem legszebb karácsonyi ajándéka!

Ugyanis egy héttel korábban tudtam meg, hogy abba kell hagyjam az SM-kezelést a rossz májfunkció miatt. Felkerestem egy csodálatos orvost, aki visszavezetett az életbe. Az antibiotikumok hatására a látásom jelentősen javul, és 5 év óta először használom „rendesen" a lábam. A többi 28 tünetem lassan múlik."

Bár engem már meggyőztek – ki szeretne egy gyógyíthatatlan betegséget, ha találhat helyette egy gyógyíthatót –, további „nyomokat" keresek, kiindulási pontot, amiből akad bőven. 1986-ban a Medical Hypotheses című orvosi szaklapban publikáltak egy cikket, ami a Lyme-kór és a szklerózis multiplex közötti lehetséges összefüggéseket vizsgálja. Az SM-ben a gócpont a központi idegrendszer vénái körül helyezkedik el, ugyanúgy, mint a neuroborreliosis esetében. Az SM földrajzi terjedése erős összefüggést mutat az éves hőmérséklettel. A földrajzi eloszlása a Lyme-kórt hordozó kullancsoknak ezt a területet lefedi. Vannak olyan területek, ahol az SM „fertőző", az átlagosnál negyvenszer több az előfordulása. Emiatt valószínűsítik, hogy a Borrelia váltja ki az autoimmun reakciót. A tanulmányban 8 beteg közül kettő eredménye lett pozitív Lyme-kórra.

2000-ben Lengyelországban adtak ki egy tanulmányt „Lyme borreliosis and Multiple sclerosis: Any Connection?" címen, ebben az esetben 26 SM betegből 10 volt pozitív Lyme-kórra. A szerző megjegyzi, hogy gyakorlatilag lehetetlen különbséget tenni a késői stádiumú Lyme-kór és az SM között, még MR segítségével sem. Mind az

SM, mint a késői neuroborreliosis diagnosztizálása csak találgatásra alapulhat, nincsenek megbízható tesztek. 2001-ben Norvégiában vizsgálták az összefüggést az „Association between Multiple sclerosis and Cystic Structures in Cerebrospinal Fluid" írásban, a kutatók ebben az esetben is Borreliát tartalmazó cisztákat találtak 10-ből 10 SM-betegben. A kontrollcsoportban nem találtak baktériumot.

A legmodernebb technikákat alkalmazták a specialisták (eletromikroszkóp), ez magyarázza meg a 100%-os találati arányt. Kitenyésztésekor a ciszták spirochaeta baktériummá alakultak át. A kutatás kiemeli, hogy a Borrelia baktérium képes kijátszani az immunrendszert és „túlélni" az antibiotikumot, ezt tudományos bizonyítékokkal is alátámasztja. Végkövetkeztetése, hogy valamennyi vizsgált SM-beteg egyben Borrelia-fertőzött, és lehetséges, hogy az SM maga is egy krónikus fertőzés lehet. Erre mikrobiológiai és klinikai bizonyítékok utalnak, amire a tanulmány szintén kitér. Az esélye, hogy a vizsgált betegek egyben Lyme-betegek is legyenek, kb. 1 a 1000-hez a köbön. Ez alapján a szerző bizonyítottnak látja, hogy az SM okozója valójában a Borrelia.

Svájc 2004-ben vetette fel a krónikus Lyme-borreliosis és az SM közti kapcsolatot. Mindezt arra alapozva, hogy világszerte párhuzamosan fordul elő az SM és a Borrelia burgdorferi. Amerikában és Európában azoknak a születési aránya, akik későbbi életük során hajlamosak lesznek az SM kialakulására, pontos tükörképe a borreliát hordozó Ixodes kullancsok szezonális eloszlási mutatójának. Semmilyen más fertőzés nem mutat ekkora lefedést az évszakokra és a földrajzi helyszínre kivetítve. A tanulmány megemlít egy 1928-ban elvégzett vizsgálatot, mely során SM betegek agyában találtak spirochaeta baktériumokat, a 250 kontroll-csoport esetében pedig egynél sem. Ezt a kísérletet később évtizedek során számos kutató sikerrel megismételte. Nagyszámú publikácóban emelik ki a lehetőség annak, hogy a borrellia L-alakja áll az SM hátterében.

Végül, de nem utolsósorban Románia 2009-ben kezdte boncolgatni a témát, ugyanis jelentős százalékban találtak neuro-Lyme jelenlétére utaló bizonyítékot az SM-betegek vizsgálata során. Végkövetkeztetés – a szklerózis multiplexet okozhatja a Borrelia, emiatt javasolják az összes SM-beteg Lyme-kórra való tesztelését.

További cikkek a témában itt érhetőek el:
http://www.lymeinfo.net/multiplesclerosis.html
Németül értő orvosoknak ajánlom az alábbi linket olvasható iránymutatót:
http://www.praxis-berghoff.de/dokumente/Differentialdiagnose_MS_LNB.pdf
A fenti német tanulmány részletesen taglalja a szklerózis multiplex, illetve a Lyme neuroborreliosis diagnosztikai problémáit, kiemelve azt a tényt, hogy jelenleg nem áll rendelkezésre olyan laboratóriumi vizsgálat, amely egyértelműen alátámaszthatná az egyik, vagy a másik betegség meglétét. Rendkívül fontos emiatt, hogy az orvos saját szakmai tapasztalatán kívül a korábbi kórtörténetre, fizikális vizsgálatra is támaszkodjon, hiszen az említett betegségek tünetei közötti átfedés magas.

A túl korai SM-diagnózis elveszi a lehetőséget, hogy megfelelő kezelésben részesülhessen a Lyme-beteg. Ezt támasztja alá az a tanulmány is, ami 281 SM-beteg kezelését követte nyomon, közülük mindössze 33%-ban bizonyult helytállónak az eredeti kórmeghatározás. Mivel az SM-re használt kezelés ugyanúgy gyulladáscsökkentő hatással bír a LB esetében is a T2 limfociták stimulásásával, a terápia sikere sem egyértelműsíti a helyzetet.

Az alább felsorolt betegségcsoportokat szintén figyelembe kell venni, mielőtt kimondanák a szklerózis multiplex ítéletet:

Fertőző betegségek:

- Lyme neuroborreliosis,
- Neurosyphillis,

- Progresszív multifokális leukoencephalopathia (PML),
- Atópiás görcsös paraparesis,
- HIV.
- **Gyulladásos betegségek:**
- Akut disszeminált encephalomyelitis (ADEM),
- Behcet-betegség,
- granulómás angiitis,
- paraneopláziás encephalomyelopathy,
- polyarteritis nodosa,
- Sjögren,
- szisztémás lupus erythematosus (SLE).

Genetikai rendellenességek:
- Agyi autoszomális domináns arteriopathia,
- szubkortikális infarktusok és leukoencephalopathia (CADASIL).
- Granulomatosus betegségek
- Lymphomatoid granulomatosis,
- Sarcoidosis,
- M. Wegener.

Egyéb:
- Arnold-Chiari malformatio,
- Nyaki myelopathia,
- Érrendszeri rendellenességek,
- B12-vitamin-hiány,
- Spinocerebrale rendellenességek.

Alapvető differenciáldiagnózis elvek az SM és a LNB esetében:

– Az SM-diagnózist kellő körültekintéssel kell meghozni,

– az SM (csaknem) kizárólag a központi idegrendszer betegsége,

– Krónikus LNB = egy részét krónikus LB (több szervrendszert érintő betegség).

Elvégzendő vizsgálatok:

- Fizikális vizsgálat megállapításai,
- MRI,
- Elektrofiziológiai vizsgálat,
- Lumbálás,
- más laboratóriumi vizsgálatok,
- Szemészet,
- Csontszcintigráfia,
- Szívvizsgálatok.

Most lássuk, hogyan néz ki a gyakorlatban három földrész betegeinek vesszőfutása. Egyetlen közös ponton ér össze a történetük, egy, illetve több (szak) orvos a betegségük bizonyos pontján szklerózis multiplex diagnózist állapított meg. Kivételesen nem magyar jelenségről beszélünk, a világ összes Lyme-betege hasonló bánásmódról számol be.

Az Under Our Skin című amerikai dokumentumfilm megpróbálja felhívni a figyelmet erre. Magáért beszél a film ismertetőjében elhangzott szöveg:

„21 évig dolgoztam vadőrként, amíg el nem kaptam a Lyme-kórt, ki kellett lépnem. Krónikus fáradtsággal kezdődött. Később szúró, éles fájdalmak jelentkeztek. Romlott a látásom, elmosódtak a képek. Elkezdődött romlani a memóriám, kognitív problémák léptek fel. Míg egy nap, hazafelé vezetve a munkahelyemről, ahova nap, mint nap bejártam az elmúlt 13 évben, félre kellett állnom. Felhívtam a feleségem a mobilján, és azt mondtam neki, nem vagyok biztos benne, hogy hazatalálok. Nem voltam képes vezetni. Nem emlékeztem, hogyan kell."

AZ ANGOL BETEG

„A kórházban az első orvos vertigóval diagnosztizált és nyugtatott minket, ne aggódjunk. Niki és én nem értettünk vele egyet, azt mondtuk neki, téved. A doki belenézett a szemembe és meglengette az ujját, követni kellett a pillantásommal, majd hirtelen hátralépett, és elrohant egy másik orvos szakvéleményét kikérni. A szemeim külön-külön is működtek. A következő órákban négy orvos vizsgált meg, láthatóan fogalmuk sem volt, mi a bajom. Én azon gondolkodtam, viszontlátom-e valaha a gyerekeimet.

Átszállítottak egy másik szobába, lumbálásra. Láttam a feleségem szemében a fáradtságot és a félelmet, hallottam az összegyűlt orvosok tanácstalan suttogását. A lumbálás után azt tanácsolták, igyak kávét vagy kólát, a koffein segít megelőzni a fejfájást. Niki hozott nekem egy csésze kávét, de képtelen voltam inni. Ekkor jöttem rá, mennyire nem tudom kontrollálni az arcizmaimat. Szívószállal kellett kávét innom! A testem ekkora már teljesen kimerült és a szemeim elnehezültek, nem tudtam őket nyitva tartani. Küzdöttem, de elveszítettem a csatát. Emlékszem, hogy átvittek máshova, azután eszméletlenségbe süllyedtem.

Egy harmadik kórházi osztályon ébredtem fel. A legtöbb beteg egy vagy két napot marad itt – én heteken át. Amikor magamhoz tértem, emlékszem, egy nővér rázogatott gyengéden és a nevemen szólongatott. Nem tudtam mozogni, beszélni, nem láttam rendesen, a szemeim még mindig nehezek voltak. Hamarosan visszatértem a sötétségbe. Nem tudom, mennyi ideig lehettem kiütve, de emlékszem, hogy amikor magamhoz tértem, a feleségem azt magyarázta az orvosoknak, le fogom késni az anyám temetését. Könnyek csillogtak a szemében, és én meg akartam ölelni, elmondani, hogy jól vagyok, de tudtam, nem vagyok jól. Igazából semmit sem tudtam. Niki megkérdezte, van-e már diagnózis, a válasz „nem" volt. Még mindig nem tudták, mi lehet velem. A fejemet nem tudtam felemelni a párnáról, a karomról vagy a lábaimról már ne is beszéljünk. Emlékszem, egy nap kinyitottam a szememet és az ablakon át egy idős hölgyet láttam a folyosón, látogatóba érkezett valakihez. Azt gondoltam, az anyám közeleg, és minden jóra fordul. Az anyám mindent megold. Meg fogja mondani nekem, hogy minden jóra fordul.

Pár nap múlva két erősebb nővér segítségével fel tudtam ülni az ágyban. Jobb oldalam teljesen le volt bénulva, a látásom zavaros volt és összefüggéstelenül beszéltem. Niki és a nővérek végeztek el mindent helyettem. A feleségem bejött reggelente és segített a fürdőszobában. Megfürdetett, megborotvált, új pizsamát húzott rám. Hallgatta a sírásomat. Az orvosok tanácstalanok voltak. Az MR-vizsgálat kimutatott az agyamon egy árnyékot, de ez nem volt elegendő a megoldáshoz. Azt mondták, talán Guillam-Barre vegyülve Miller-Fisher-szindrómával, SM, vagy egy vírus, vagy krónikus fáradtság-szindróma. Vagyis fogalmuk sem volt."

AZ AMERIKAI BETEG

„A reumatológus megerősítette a diagnózist és 30 nap Doxyciclint írt fel. A felsorolt tüneteimre annyit mondott – „A Lyme-tól bármi kitelik" –, majd elutazott egy hosszabb szabadságra. Nem tudtam, mi az a Herxheimer reakció. Fogalmam sem volt, mi az. Annyit tudtam, hogy a Doxy szedése után borzasztóan rosszul lettem. Azt hittem, valamiféle allergiás reakció, és abba akartam hagyni. Mániás állapotban tárcsáztam az orvos rendelőjét, de senki sem válaszolt, hiszen elutazott. A hasmenés azonban lecsillapodott. A láz is. 30 nap múlva ismét teljesen jól voltam. Megszűnt a nyomás a nyakamban és a fejemben. Már nem fájt sem a vállam, sem a karom. Majdnem teljesen normálisnak érzetem magam. Majdnem.

A kontrollvizsgálaton kértem még egy heti adag antibiotikumot. Szokatlanul fáradt voltam. Az orvos azonban azt mondta:

– „Önnek már nincsen Lyme-kórja."

– „Nincsen?" – kérdeztem vissza.

– „Önnek post-Lyme-szindrómája van".

– „De nem vagyok jól!" – ellenkeztem.

– „Tanuljon meg együttélni vele! Veszélyes lenne, ha újabb antibiotikumot adnék".

– „Rendben." – egyeztem bele. Azt gondoltam, ez csak fáradtság, és talán magától el fog múlni. Tévedtem.

Ehelyett azonban egyre rosszabbul lettem. Visszatért a kettős látás. A dobolás a fülembe. A nyomás a nyakamon, a fejemben, a vállamon és a mellkasban. Egyre több fájdalom. Fájdalom a térdeimben. Erős, éles, késszúráshoz hasonlatosan. Fájdalom az ujjaimban. Fájdalom a bokámban. És azok az ébredések! Minden éjjel ugyanabban az órában, visszaalvásra képtelenül. Bumm. Ébren vagyok. Túl veszélyes az antibiotikum. Post-Lyme-szindróma. Meg kell tanulnom vele élni. Nem volt internetem, semmit sem tudtam tenni. Mindennap fájdalom, fájdalom és fájdalom. És egyre rosszabb lett. Napok, azután hetek, azután hónapok teltek el így. Nem szedtem fájdalomcsillapítót, nem szokásom. Arra vártam, hogy elmúljon, vagy megtanuljam elviselni. Imádkoztam. Az élet pedig egyre elviselhetetlenebb lett. Feldagadtak a kezeim. Feldagadt a fejem. Állandó láz gyötört. Bármilyen illatra azonnal hányással reagáltam, mindegy volt, hogy a legfinomabb parfüm az, vagy takarítószer. Rosszul lettem az autópályán. Valami volt az út menti fényekben, ami elviselhetetlennek bizonyult. Egyik nap a konyhában állva arra figyeltem fel, hogy ruhámat és lábaimat vizelet borítja. Inkontinencia. Félelmemben, hogy újra megtörténhet, nem mertem elhagyni a házat. És az a fáradtság!

AZ AUSZTRÁL BETEG

„A hetedik hónapban jártam, amikor súlyos szívdobogásos tünet jelentkezett. Orvosi tanácsra abbahagytam a koffein fogyasztását, de a palpitáció nem múlt el. A lányom kis súllyal jött világra és problémás volt az etetése. Amikor 6 hetes lett, az állapotom romlásnak indult. Elviselhetetlen fájdalom tombolt a nyakamban, a fejemben, a gerincemben, romlott a szemem és álmatlanság kínzott. Nem tudtam elviselni sem a fényt, sem a hangokat. Erős izomfájdalom gyötört és végtaggyengeség. Az orvosom Serapaxot írt fel, amitől rosszabbul lettem. Teljesen összezavarodott a tüneteimtől. Pár hónap múlva elveszítettem a belévetett bizalmamat, és új orvost kerestem, aki segített összeállítni a diétámat, B12 injekciót adott és a gerincemen is segített. Érzékeny lettem különböző vegyi anyagokra és ételekre is, melyek korábban nem okoztak panaszt.

Amikor a lányom 12 hónapos lett, ismét teherbe estem. A fiam kis súllyal született, és problémás volt az etetése. Hat hónapos volt, amikor elvetéltem.

Az évek során mindkét gyerekemen furcsa tünetek jelentkeztek. A lányom kilencéves volt, amikor felszökött a láza, fájni kezdett a feje, a nyaka és mozgásképtelenné vált. A Royal Gyermekkórház orvosai sohasem jöttek rá az okra, ami két hét múlva megszűnt.

13 éves korában 3 évvel maradt vissza a társaitól, a csont CT-re és röntgenfelvételekre alapozva. Térdében és lábaiban fájtak az ízületek.

A fiam hasmenéstől, viselkedési problémáktól, depressziótól, ágyba vizeléstől szenvedett, nehézlégzése volt, kiütései, fejfájása, kettős látása, nyaki izomfájdalma, térdízületi fájdalma, fájt a torka, tanulási nehézségekkel küszködött. Szakorvosok többször kórházba is utalták, de minden teszt negatívan jött vissza. Gyakran merengtem *azon, hogy esetleg valamilyen bakteriális fertőzés állhat a háttérben. Az orvosok is így gondolták, azonban nem tudták megmondani, melyik.*

22 év alatt magam is többször kerültem kórházba, azonban semmilyen betegséget nem találtak. 47 éves vagyok, járókerettel közlekedek, néha kerekesszékkel. Diagnosztizáltak krónikus fáradtság-szindrómával, fibromyalgiával, szklerózis multiplex-szel. Több mint 20 családorvosom volt, számos specialistánál jártam. Mindegyik félrediagnosztizált és hazaküldött rossz gyógyszerekkel, vagy egyáltalán semmivel.

16 évvel később a házasságom ráment erre a betegségre. Több ezer dollárt költöttünk orvosokra, de semmi sem segített. A férjem nem tudta többé kezelni a betegségemet, én pedig az ő haragját."

A FRANCIA BETEG

Elgondolkodtató írás született Matthew Foucaut tollából is. A francia fiatalember kálváriája 2009-ben kezdődött, egy májusi kirándulást követően. Kezdetben a hirtelen megjelenő tünetek hátterében ételallergiára gyanakszik, a légzése nehézzé válik, felső légúti panaszok gyötrik és erős migrénes fejfájás. Az allergiateszt azonban negatív, az élet visszaáll a rendes kerékvágásba, már-már meg is feledkezik erről a kellemetlen közjátékról, amikor augusztusban az éjszaka közepén éles térdfájdalom ébreszti. A másnapi orvosi, illetve radiológiai vizsgálat negatív lesz, átirányítják a reumatológiára. Három nappal később a fájdalom miatt képtelen vezetni, aludni, gyakorlatilag lépni is képtelen, emellett borzasztóan fáradtnak érzi magát. A reumatológiai vizsgálaton látható az izomvesztés, az izomerő gyengeség és az is, hogy képtelen felemelni a lábát. Az orvos azonnali beutalót szerez neki MR-vizsgálatra, ami negatív lesz, a kórházi radiológus emiatt neurológiai szakrendelésre irányítja. Matthew ezen a ponton már kétségbeesett:

„Lassan sétáltam a kórház kijárata felé, megsemmisülve. Könnyek folytak az arcomon. Miért én? Mi történt? Mi lesz a lábammal? Valóban egy súlyos neurológiai betegségem van, esetleg rák? Meg vannak számlálva a napjaim? Megannyi megválaszolatlan kérdés. Kimerülten érkezem haza, a tünetek állandóan jelen vannak: kínzó fejfájás, izomgyengeség, agyi köd, légzési nehézség, időnként mellkasi fájdalom és rohanó pulzus. Pár nappal később, az alhasi ultrahangon az orvos figyelmeztet: aggódik az állapotom, főleg a súlyveszteség és a lábam mozgásképtelensége miatt, vegyem komolyan, keressek fel egy orvost. 15 napra rá kapok időpontot CT és MR vizsgálatra. Szerencsés vagyok, általában ennél jóval hosszabb a várólista. A tüneteim miatt valószínű az SM-diagnózis. A vizsgála-

tok azonban mindent rendben találnak, nincsen sem agytumorom, sem SM-em. Üres kézzel térek vissza az orvosomhoz. Matthew, semmit sem találtunk. Biciklizned kellene és úszni. De mégis, hogyan magyarázza a tüneteimet? Nem tudom, talán pszichoszomatikus. Nem mondok semmit. Dühös vagyok. Elutasítom a feltevést is. Elhatározom, hogy megfogadom a tanácsot és ráerősítek a sportra.

2009. október. Két hónap. Két hónap alatt több orvossal beszéltem és több vizsgálaton vettem részt, mint az eddigi évek során bármikor. Mégis, a mai napig válasz nélkül vagyok. Csalódott és frusztrált. Így, diagnózis nélkül kell folytatnom az életem. Folytatnom kell a nyomozást. A következő héten a nagybátyámmal és a nagynénémmel találkoztam. Arról beszélnek, hogy az unokatestvérem egészségügyi problémáira nem talált egy szakorvos sem megoldást, pszichiáterhez küldték. Egy nőről beszéltek, egy orvosról, aki talán tudna segíteni. Korábban Luc Montagnier professzorral dolgozott együtt, a 2008-as Nobel díjat elnyert kutatóval. Arra gondolok, habár a doktornőnek az autizmus a fő területe, hátha tud rajtam is segíteni.

2009. november. Végre tudom, mi a baj! Az esőben rohanok, a laborba kell érnem, mielőtt bezár. Éppen időben! Menedéket keresek a vízcseppek elől, idegesen nyitom ki a borítékot. Pozitív az eredmény. Mycoplasma pneumoniae, Chlamydia pneumoniae és borreliosis, Garinnii alfaj. Lyme-kór. Alig értem, mi történik velem, semmit sem tudok erről a betegségről. Első dolgom lesz utánanézni. Berohanok a szobámba, és a számítógéphez ülök. Az internet egyszerűvé teszi a feladatot. A Wikipédián kezdem. Megtudom, hogy a Lyme-kór egy bakteriális fertőzés, számos szervet támadhat meg. Akut, illetve krónikus változata létezik. Gyakori az áldiagnózis, mint például a fibromyalgia, multiplex szklerózis, krónikus fáradtság, depresszió, Alzheimer, Parkinson. A tesztek megbízhatatlanok, és nem minden beteg esetében mutatják ki a Borrelia jelenlétét. Az első sokk után megpróbálok rájönni, hogyan kaphattam meg a betegséget. Kullancs. Mélyen leások az emlékezetemben. Nem tudom, hogyan és mikor fertőződhettem meg, talán sohasem fogom megtudni. Vérátömlesztést sohasem kaptam. Kinyomtatom az összes információt. Őrület – kiáltok fel, amikor arról írnak, a gyors terápia sem jelent garanciát a gyógyulásra. Bújom tovább a netet, látom, hogy súlyos betegek is meggyógyultak már. Nem aggódom túlságosan, hiszek benne, hogy az antibiotikum segíteni fog. Másnap felhívom az orvost. A rendelőben megerősíti a laborleleteim, és további vizsgálatokat rendel el. Várunk.

November vége. A vizelet- és székletminta negatív. Hathetes antibiotikumot írnak fel, hozzá magnéziumot, D vitamint, B12-t kapok az immunerősítő kiegészítőkön felül. Az első dózis gyógyszer nem várt reakciót hoz. Az orvosok ezt úgy hívják, Jarisch-Herxheimer reakció. Minden tünetem felerősödik, a légszomjat is beleértve. Képtelen vagyok befejezni a mondataimat. Nehezen viselem a kezelést, a memóriaromlást. Pici jegyzetfüzettel fegyverkezek fel, ebbe írok fel mindent, a főnökömet pedig megkérem, ne habozzon figyelmeztetni, amennyiben szükségét érzi. Szerencsére a kezelés ötödik hetében javulni kezd a légszomj. Úgy látszik, hatékony a kezelés – erősebb vagyok, kevésbé fáradok ki és híztam is. Közben folyamatosan kutatok a neten. Rátalálok egy kiváló dokumentumra, dr. Burrascano iránymutatására. Olvasás közben értem meg, a kezelés nem ilyen egyszerű, a számos társfertőzés és a krónikus betegség okán. A diétát legalább egy évig kell követni. Szótlanná tesz a rossz hír. Konzultálni akarok egy szakorvossal. 2009. december, úton vagyok a rendelő felé. Az orvos barátságosan fogad. Megmutatom a leleteimet. Kételkedéssel fogadja.

Nem hiszem, hogy Lyme-kórod lenne. A szeriologiai eredmény gyengén pozitív. Amennyiben valóban Lyme-kórod van, új fertőzésnek kell lennie. A tüneteid azonban öt hét kezelés után is fennállnak. Valami más bajod van. Ismerek egy jó neurológust.

Mérges vagyok.

2010. január. A második kezelés, egy újabb hathetes antibiotiku-mos kezelés a végéhez közeledik. Levelet kapok a labortól, amiben azt írják, mégsem vagyok Lyme-beteg, D-vitaminhiányt állapíta-nak meg és szakorvoshoz küldenek – ezúttal egy endokrinológus-hoz! Vajon mi következik ezután? Visszaírok. Hogyan magyarázza azt, hogy az első Western blot tesztem pozitív lett? Még az alfajt is kimutatta a teszt. Újra el kell küldenem a levelet, mivel nem kapok választ. Végre megjön. A laborleletek alapján nincsen Lyme-kórom. Visszatérek a munkahelyemre. Az antibiotikum kúra végeztével egy-re erősebben térnek vissza a tüneteim. Nehezen lélegzem, mozgom, rettentő fáradt vagyok, állandóan fáj a fejem. Az orvos kiír egy hét-re, és gyógyszert ír fel. Allergiára. A gyógyszertárban látom, hogy ez bizony Cortisol. A Lyme-beteg legnagyobb ellensége."

A MAGYAR BETEG – TŐKÉS ILDIKÓ

Éppen ilyen megdöbbentő Tőkés Ildikó Gyógyulásom zsákutcái című könyve. „Történetem egy kullancscsípéssel kezdődött, 1988-ban. A csípés helyén megjelent a tipikus bőrpír. A sebész, aki kivette a kullancsot, nem tulajdonított jelentőséget a bőrömön megjelenő foltoknak. Megnyugtatott, hogy majd elmúlik, ne foglalkozzak vele. Ennek ellenére felhívtam a László Kórházat, mert már akkoriban is lehetett hallani a kullancscsípés veszélyeiről. Ambuláns rendelésen el is láttak három levél Maripennel, amit be is szedtem. Egy idő után állandó fejfájás jelentkezett, ami olyan makacsnak bizonyult, hogy kénytelen voltam felkeresni a kerületi szakrendelést. Ott közölte velem a főorvos, hogy pokoli szerencsém van, hogy éppen hozzá kerültem, mert 100 orvos közül 99 nem ismeri ezt a betegséget, amit Lyme-kórnak hívnak, és minden bizonnyal nekem is ez a bajom. Azonnal írt beutalót a László Kórházba befekvésre, és azzal a kísérő szöveggel indított útnak, hogy amennyiben nem adnak „több akó" Penicillint, jöjjek vissza, és majd más kórházba utal. Miután a kórházban a szerológiai vizsgálat eredménye negatív lett, egy hét után elbocsátottak. Mivel a fejem továbbra is makacsul fájt, visszamentem a beutaló orvoshoz, további segítséget remélve, hisz' kilátásba helyezett egy másik kórházat. Elolvasta a zárójelentésemet, és leszögezte:„Úgy látszik, szerencséje van, a szervezete legyőzte a bajt".

Ildikó azonban a valóságban továbbra is beteg marad, a rákövetkező évek kemény küzdelmet jelentenek a számára. Egyik orvost keresi fel a másik után, diagnosztizálják TBC-vel, elküldik pszichiátriai tanácsadásra a következő ajánlólevéllel: „A beteg azt képzeli, hogy Lyme-borreliosisa van, és ragaszkodik a gyógyszeres kezelés megadásához." A beteg hét évig „képzelte" azt, hogy beteg, mire megfelelő kezelést kapott.

Ahogy a fentiek mutatják, valamiért nem egyszerű a diagnózis más országokban sem a „gyakorlatlan" szem számára.

Íme, a leggyakoribb orvosi „tévedések" listája:

- Krónikus fáradtság-szindróma,
- Fibromyalgia,
- SM,
- Parkinson,
- Lou Gehrigs (ALS),
- Lupus,
- Guillian-Barre,
- TMJ,
- ADHD – figyelemhiányos hiperaktivitás-zavar,
- Depresszió,
- Candida,
- Epstein-Barr vírus,
- Sjögren-szindróma,
- Arthritis,
- Pajzsmirigy,
- Interstitial Cystitis,
- Adrenalin hiányos betegségek.

MI OKOZZA EZEKET A TÉVEDÉSEKET? KEZDETBEN A MEGTÉVESZTŐEN AZONOS TÜNETLISTA. AZ ALÁBBIAKBAN CSAK AZOKAT SOROLOM FEL, MELYEK TÖKÉLETESEN MEGEGYEZNEK A LYME-KÓR TÜNETEIVEL.

Krónikus fáradtság-szindróma

Hosszan tartó, súlyos, és korlátozottsággal járó fáradtság legalább hat hónapon keresztül, ami gyakran megfázásszerű megbetegedés után jelentkezik. Érzékeny vagy fájdalmas nyirokmirigy-duzzanat. Koncentrációzavar, álmatlanság, torokfájás, fejfájás, ízületi fájdalmak, izomfájdalmak és hasi fájdalmak. Normális labor.

Fibromyalgia

Időszakosan fellépő, izomlázszerű fájdalom, mely az egész testet érinti, hátfájás, erős szívdobogás. Gyakori kimerültség napközben.

Izmokban, szalagokban, inakban fellépő fájdalom. Hólyag- és bélpanaszok, fülbántalmak. Szédülés, levertség. Nyak- és ágyékcsigolya táji fájdalom.

SM

Izomgyengeség (egy vagy több végtag) zsibbadás, „valami mászik bennem" érzet, szédülés, egyensúlyvesztés, pihenéssel nem összefüggő fáradékonyság. Kettőslátás, incontinencia, szexuális vágy hiánya. Kognitív problémák, elkent beszéd.

Parkinson

Nyugalmi remegés, izommerevség, fájdalom, alvászavar, depresszió, beszéd, illetve válaszadás meglassulása, memóriazavar. Aszimmetrikus kezdet.

ALS

Kéz ügyetlensége, gyengesége, terhelésre gyors kifáradás, az izmok akaratlan rángása, a lábak gyengülése, nyelési, beszéd- és légzési nehézségek.

Lupus

Kezdődhet hirtelen magas lázzal. Másoknál a láz időszakonként fordul elő rossz közérzettel kísérve, sokszor éveken át. Változó erősségű ízületi gyulladás. Szájban lévő sebek, hajhullás. Szívburokgyulladás kísérheti. Fejfájás, személyiségváltozás, memóriazavar. Nyirokcsomó duzzanata, lépmegnagyobbodás. Hajlam a vérrögképződésre.

Guillain-Barre

Gyakran megfázásszerű megbetegedések után jelentkezik. A kéz, illetve a láb ujjaiban kezdődő, majd fokozatosan a test felé terjedő zsibbadás, hangyamászás-érzés. Izomgyengeség, bénulás, érintett izmok csökkenése. Szívritmuszavar, vérnyomás-ingadozás, vizelet- és székletürítési nehézség, nyelési nehézség, belek mozgásának megszűnése.

TMJ

Fejfájás, fülfájás, rágáskor pattogó hangok, szédülés, egyensúlyzavar, a fogak illetve az állkapocs fájdalma, amire a fogorvos nem talál kielégítő magyarázatot.

ADHD

Figyelemzavar és hiperaktivitás, feledékenység, rendetlenség, figyelmetlenség. (Elhagy dolgokat, nem emlékszik a napirendjére stb.), koncentráció-készég hiánya.

Depresszió

Rossz hangulat, sírógörcsök, az örömérzet elvesztése, apáthia, fásultság, a szexuális érdeklődés elvesztése, alacsony önértékelés, önvád, kezdeményezőképesség hiánya, alvászavar, testtömeg változás, halállal kapcsolatos gondolatok, indokolatlan fáradtság.

Candida

Gyomorgörcs, étkezés utáni hasi puffadás, váltakozó hasmenés vagy székrekedés, gyomorhurut, fogyókúrás diéta ellenére jelentkező makacs túlsúly, élelmiszer-allergia. Állandó fáradtságérzet, krónikus kimerültség, koncentrációs zavarok, alvászavar, hullámzó kedélyállapot, ingerlékenység, depresszióhajlam, fejfájás, migrén. Különböző körömfertőzések, túlzott izzadás, háztartási vegyszerekkel szembeni túlérzékenység. Visszatérő hólyaghurut, húgyúti fertőzések, nemi vágy csökkenése, szexuális problémák. Férfiaknál elsősorban kiújuló prosztatagyulladás, kiütések a nemi szerven. Krónikus nyálkahártya-gyulladás az orr és a garatrégióban, asztma, nem tipikus izom- és ízületi bántalmak, merev nyak, nehézlégzés, hörghurut, gégegyulladás, náthaszerű orrdugulás, fülgyulladás.

Epstein-Barr vírus

Gyakran megfázásszerű megbetegedések után jelentkezik. Nagyfokú levertség, a láz, a torokfájdalom és a nyirokcsomó megnagyobbodása. Megnagyobbodhat a lép. Antibiotikum hatására a bőrön kiütések keletkezhetnek.

Sjögren-szindróma

Szem- és szájszárazsággal, valamint reumatológiai tünetekkel, fájdalmas, duzzadt ízületekkel járó sokízületi gyulladás. Rekedt hang, száraz bőr, általános kimerültség, fáradtságérzet. Raynaud-szindróma. Érgyulladás (vasculitis). Polyneuropathia, myositis, polymyositis. Megnagyobbodott nyirokgyomók. A lép megnagyobbodása.

Rheumatoid arthritis

Gyengeség, ízületi merevség, szemszárazság, hajszálérgyulladás a szemben, szív-szívburok-gyulladás. Izomerő csökkenés, hőemelkedés. A tünetek időszakos fellángolása. Bőr alatti csomók. Szívritmuszavar.

Interstitial Cystitis (Hólyagfájdalom-szindróma)

Medencei fájdalom a hólyag környékén, és problémák a vizelet gyakoriságával és a vizelési ingerrel. Gyakori vizelés, csökkent hólyagkapacitás. Menstruáció alatt fokozódó fájdalom.

Öböl-háború-szindróma (*Magyarországra ez nem jellemző diagnózis.)

A tünetek túlnyomóan az idegrendszert érintik. Ezek lehetnek memória-, gondolkodási-, koncentráció- és figyelemzavarok, elalvási nehézség, depresszió, fáradékonyság és fejfájás. Továbbá előfordulhat zavartság, szédülés, merevedési nehézség (impotencia), izomfájdalom, izomgyengeség, szurkáló érzés, hasmenés, bőrkiütések, köhögés és mellkasi fájdalom.

Miután elolvastam és végigtanulmányoztam a fentieket, úgy döntöttem, a pozitív Lyme-tesztek birtokában nekem nem lehet szklerózis multiplexem. Időközben feliratkoztam több ország levelezőlistájára, ahol egyre-másra „hullottak" ki a szekrényből az SM-mel félrediagnosztizált betegek. Így azt is megtudtam, hogy a megkezdett szteroid kezelés után kevés remény marad a teljes felgyógyulásra. Erre nem kerülhet sor. A terv az volt, hogy mások tapasztalataiból kiindulva én bizony tovább szedem az antibiotikumot az ajánlott 20 napnál.

Ehhez azonban találni kellett egy olyan orvost, aki „egyetért" az elméletemmel és a kezelést felügyelni tudja, ennyi gyógyszer beszedése bizony nem gyerekjáték. Így történt, hogy visszakanyarodtunk a legelső orvoshoz, aki csak hosszas győzködésre volt hajlandó megfontolni a diagnózist. A tanács, amit adott, süket fülekre talált. Arra kért, ne olvasgassunk az interneten. Vajon mi történne, ha cserében arra kérnénk, hogy ő viszont igen?

A hármas számú orvos időközben itt járt, megállapította, hogy jól nézek ki (egy rémes éjszaka után). Szerencsére kiírt még egy hétre, nagy hasznomat biztosan nem látnák az irodában. Aludhatnék esetleg az asztal tetején vagy alatta, ahol kevésbé feltűnő. A koncentrációm sem a régi, és nehezen jutnak eszembe a szavak. Vicces egyébként a „jól nézel ki" a mi esetünkben. Sajnos nincsen látványos forma, nem ülünk nyakig gipszben, nem vérzünk sehol. Visszatérő témája a Lyme-os fórumoknak. Hogyan győzzük meg az orvost/főnököt/kollégákat, hogy nem vagyunk táppénzcsalók? Amikor sokszor a családtagok sem hiszik el?

Ezt alátámasztandó a hármas számú orvos ma megkérdezte, mit csinálok itthon egész nap. Nem unatkozom? Hm. Szeretnék. Reggel csupán az ágyba hozott reggeli és a gyógyszer bevétele miatt kelek fel, aztán „kóma" délig. Ebédre felkelek, ágyba kapom, délután megnézek egy sorozatot, alszom, megnézek egy másik sorozatot, szundizom, megnézem a híradót és jön a vacsora. Ha nem fáj semmi, kivételesen jó napom van, de inkább percekben mérném ezt az időt. Egyébként csak fekszem és nézem, ahogyan telnek a percek. Úgy hajnali négyig. Ez ugyanis a Lyme másik velejárója. Az álmatlanság.

A SZÜLETÉSNAP ELMARAD

Az enyém. Elvileg tegnap lett volna. Persze volt is, legalábbis a naptárból nem törölték, csak nekem maradt ki.

Már a hajnal rosszul kezdődött, fél kettőkor arra ébredtem, hogy kiugrik a szívem a helyéről. A pánikroham visszatért. A végső percre vártam, arra, hogy meghaljak. Ehelyett azonban ebédre kaptam a sült zöldséget – keményítő, glutén és cukor nélküli diétán vagyok –, azután délután kimozdultunk az utca végi boltba születésnapi finomságot venni. Meglehetősen nehéz ügy. A gyümölcsök java részét kerülni kell. A gluténmentes kekszek csokoládéval vannak bevonva. A cukormentes kekszekben glutén van. Hosszú ideig tartó tanácstalanság után azért egy jókora tábla cukorbetegeknek szánt töltött csokival távoztam. Muszáj volt „sietni", percenként rám tört az ájulási hajlam. A 300 méter hazáig felért egy maratonnal.

A diéta alapjai egyébként nagyon egyszerűek, sokan értek el vele nagyfokú, látványos állapotjavulást, akár heteken belül. A lényeg, hogy teljesen ki kell iktatni a glutén alapú élelmiszereket, a cukrot, illetve, amennyiben problémát okoz, a tejet. Dr. Joseph Burrascano Lyme-betegségre specializálódott amerikai belgyógyász, aki egyben a Lyme-betegek kezelésére írt útmutatót jegyzi, a következőket tartotta fontosnak kiemelni:

Korlátlanul fogyasztható ételek:

Minden fehérjealapú étel, mint pl. hús, hal, szárnyas, sajt, tojás, tejtermékek, tofu.

Korlátozott mennyiségben fogyasztható ételek:

Gyümölcsök esetében vigyázni kell a magas cukortartalmúakkal, a magas rosttartalmúak azonban fogyaszthatóak.

Néhány fő szabály:

- az étkezés végén fogyasszuk, sohasem éhgyomorra,

- csupán magas rosttartalmú gyümölcsöket válasszunk,
- kis mennyiségben.

Példa a gyümölcsökre:

Nagy mennyiségben is fogyasztható: grapefruit, citrom, lime, paradicsom, avokádó.

Kis mennyiségben fogyasztható: alma, körte, eper, sárgadinnye.

Nem megengedett: narancs, görögdinnye, banán, szőlő, valamint gyümölcslevek.

Zöldségfélék és saláta megengedett. Kerülni vagy csökkenteni kell a keményítőalapú ételeket, mint például a burgonya, rizs, bab, valamint a kenyeret, tésztát, süteményt is a liszt miatt.

A cukor igény esetén mézzel pótolható, valamint szteviával.

Italok:

Gond nélkül fogyasztható: víz, szódavíz, koffeinmentes üdítő, kávé és tea koffein és cukor nélkül, zöldségből készült ivólevek.

Nem megengedett: gyümölcslé, cukor tartalmú üdítőitalok, alkohol.

A glutén kerülése különösen fontos amiatt, hogy az ezzel összefüggésben kialakult betegségek, egyéb egészségügyi panaszok megszűnhessenek, ne okozzanak gondot a Lyme-kór diagnózisának felállításában. A következő másodlagos tünetek jelentkeznek ugyanis gluténérzékenység esetén:

- pszichés zavarok: kimerültség, a koncentrálóképesség csökkenése, depresszió, zavartság,
- fogíny-rendellenességek,
- izomgyengeség, arthritis,
- májenzim-, transzamináz-, alkalikus foszfatáz enzimek szintjének emelkedése,
- kóros fogyás,
- másodlagos laktóz-érzékenység,
- véralvadási zavarok,
- izomgörcsök,
- neurológiai és mozgáskoordinációs zavarok (ataxia),

- fokozott fogékonyság fertőzésekre,
- a bőr száraz, repedezett – részben a vashiányos vérszegénység miatt,
- a betegek 5%-ánál kialakul a dermatitis herpetiformis nevű bőrbetegség a vállon, fenéken, fejbőrön, térdnél és könyöknél jelentkező, erősen viszkető kiütés formájában,
- a nőbetegek nehezen esnek teherbe, könnyen elvetélnek.

Néhány olyan panaszt is meg kell említeni, amelyek bárkinél előfordulhatnak, nem a lisztérzékenység jellegzetes tünetei, de cöliákiásoknál gyakrabban fordulnak elő. Ilyen a pajzsmirigyműködés zavara, az inzulinfüggő diabétesz, illetve a májon belüli epeútgyulladás (primer biliaris cirrhosis).

November

SZAUNATERÁPIA

A diéta mellett szaunaterápia is javasolt a Lyme-beteg számára, egyrészt immunrendszer erősítés céljából, másrészt méregtelenítésre. Veseelégtelenség illetve kardiológiai jellegű érintettség kizáró ok! A szauna terápia az egyik formája az izzadás integrálásának a modern életstílusba, több ezer éves múltra tekint vissza. Összehasonlítva a bőr méregtelenítésének más módszereivel, több érv szól mellette: megfizethető, hatékony és jól bevált. A szauna-hő hatására a vérkeringés és anyagcsere kiválasztja a test zsírszöveteiben tárolt toxinokat. Mindez annyira hatékony, hogy az amerikai kormány több tucat méreg közömbösítésére is ajánlja.

Több szauna típust különböztetünk meg, a legismertebb talán a finn szauna, melynek hőmérséklete 80-110 °C között van, a páratartalma alacsony. A verejtékezés hatására méreganyag távozik a szervezetből. Szaunázás előtt zuhanyozzunk le, majd többször 5-20 percig tartózkodjunk benn. A szünetekben lehetőleg zuhanyozzunk le, de nem kötelező. A szaunázás után jó hatású a hideg vizes medence. Szaunázás után fontos a pihenés! Szívbetegeknek nem ajánlott. Lyme-betegek részére megfelelő, viszont előzetes kardiológiai vizsgálat szükséges. Figyeljünk azonban oda, ugyanis a betegség egy bizonyos pontján sok Lyme-beteg elveszíti a verejtékezés képességét. Nekik kifejezetten tilos a finn szauna látogatása, helyette a gőz szauna ajánlott.

A szervezet számára kevesebb megerőltetéssel jár az infraszauna. A szabad szemmel láthatatlan infraenergia azonos a napsugárzás meleget adó tartományával. Jótékony hatásának oka, hogy nem tartalmazza a káros UV- és mikrosugárzást. Az infravörös energia a levegőt nem használja közvetítő közegként. Ennek következtében a jól irányított infrasugarak több mint 80%-ban melegítik fel magát a testet, és kevesebb, mint 20%-ban a környező levegőt. Az infravörös hőrendszer meleg-hatása a test lázreakciójával hasonlítható össze: a szervezet a baktériumokat és a vírusokat elpusztítja vagy jelentősen gátolja a szaporodásukat. Lyme-betegek számára fontos tudnivaló lehet, számos tanulmány áll a szauna eme típusa mellett, azonban egyes Lyme-szakértők kifejezetten ellenzik. Még ha ezek a hangok jelenleg nem túlnyomóak, feltétlenül fontos tudni róla. Azok a betegek, akik az utóbbiaknak adnak igazat, választhatják a tradicionális változatot.

Talán a legkíméletesebb változat a gőzszauna. A levegő hőmérséklete (40-50 °C) és a közel 100%-os páratartalom együttesen fejti ki hatását. A klasszikus finn szaunánál alacsonyabb hőfokon működik, és ezáltal elviselhetőbbnek tűnik, de nagyon vigyázzunk, mert ez elég nagy megterhelés egy egészséges ember szívének és vérkeringésének is; konzultáljon mindenki saját orvosával. A testhőmérséklet 37-40 °C fokra emelkedhet a szauna hőmérsékletétől, páratartalmától és a bent eltöltött időtől függően. Lyme-betegek: Igazából kevés dolog szól ellene, hacsak az nem, hogy kevésbé izzaszt, és így a méregtelenítés is lassabb.

Lyme-gyógyászatban használatos külföldön, Magyarországon azonban még nem vehető igénybe az ózon szauna. Az ózongáznak erősen detoxikáló, emellett antibakteriális és egyéb gyógyító hatása ismert. A szaunázás a testet elkülönítő kabinban történik, az ózon nem lélegezhető be. Számos betegség esetében vezet ugrásszerű javuláshoz, ilyen a Lyme is. Ebből fakadóan veszélyes is, hiszen minél betegebb az illető, annál intenzívebb az ózon által kiváltott reakció. Akár hetekre is szükség lehet a regenerálódáshoz. Bizonyos toxinok esetében (higany) nem használható. Az ózonszauna egyik mellékhatása lehet a kiütések jelentkezése, ezek a terápia abbahagyásával meg fognak szűnni.

Ma már fel tudtam kelni, másfél hónappal a kullancscsípést követően, még ha csak pár órára is. Elmosogattam és éppen nekiláttam volna a főzésnek, amikor vissza kellett feküdni, elhagyott az összes erőm és megijesztett a szédülés. Ennyit a tervezett sétáról, várt rám az ágy.

Egyébként mindent összevetve, azt hiszem, szerencsés vagyok. Elmúlt az izzadás, nem rángatózom. A jobb kezemmel ugyan nem tudok fogni és a bal arcom is érzéketlen, de annyi baj legyen.

NAMÁRMEGINTNEMÉRZEMALÁBAM

Hétfőn végre sikerült tornáznom egy kicsit. Persze tisztában vagyok vele, mennyire fontos, de néha közbejönnek „csip-csup" ügyek, mint például a karom, vagy a lábam feletti kontroll átmeneti elvesztése. Nélkülük eléggé komplikált a dolog. A Lyme-betegek közötti fórumbeszélgetések visszatérő témája a testmozgásra vonatkozik: megengedett-e vajon, ajánlott-e, és ha igen, akkor mit és mennyit.

Első körben természetesen a beteg az orvosához fordul tanácsért, és ez így helyes, hiszen a Lyme kardiológiai elváltozásokat okozhat, ami egy megerőltető edzéstervvel párosítva az életet is veszélyezteti. Ezen felül azonban mindenki a saját tapasztalatára van utalva, figyelembe véve az aktuális tüneteket és fizikai állapotot.

Általános megfigyelésnek tűnik a betegek túlnyomó többségénél, hogy a testedzést követő időszak különösen fájdalmas és a kísérő tünetek felerősödését, illetve hasmenést vonhat maga után. A szakértő magyarázata alapján a fokozott oxigénfelhasználás és felgyorsult véráram képes elpusztítani a szervezetben lévő Borrelia baktériumot, az izomfájdalmat pedig azok a toxinok okozzák, melyek hasmenés formájában hagyják el a szervezetet. Napi rendszerességű, 15-30 perces forró fürdővel (40 °C) segíthetünk a szervezetünknek a regenerálódásban és fájdalomcsillapítóként is beválik. Javasolt továbbá 1-2 evőkanál Epsom fürdősó (magnézium-szulfát vagy keserűsó néven ismert) hozzáadása a vízhez. Hidrogén-peroxid hozzáadása segítheti a toxinok kiválasztását.

Dr. Joseph Burrascano szintén kiemeli a testmozgás szükségességét publikációjában, egyben számos tanáccsal látja el a Lyme-beteget kezelő gyógytornászt: „A hosszú lefolyású Lyme-kór jelentősen rontja a betegek fizikai kondícióját. Éppen emiatt, a krónikus Lyme-betegek nem képesek visszanyerni eredeti állapotukat a sikeres kezelés után sem, hacsak nem végeznek közben terápiás jellegű testmozgást." Dr. Burrascano kiemeli a megfelelő időzítés fontosságát – a gyakorlatok között 3-5 nap pihenés szükséges, hogy elegendő időt biztosítsunk a méreganyagok lebontására és távozására. Ez később csökkenhet a beteg állapotának javulásával, azonban feltétlen kerülni kell a testmozgást egymást követő napokon. A nyugodt és sok alvás ilyenkor szintén fontos, ezt segíthetjük a koffein tartalmú italok elhagyásával.

Mire kell odafigyelni?

A program klasszikus fizioterápiás elemekkel kombinálható, ilyenek például a masszázs, hőterápia, ultrahangos kezelés egyszerű tornagyakorlatokkal, ami megszabadítja az izmokat a fájdalomtól és segíti visszanyerni rugalmasságukat. Kerülni kell azonban az izmok jéggel és elektromos eszközökkel történő stimulálását.

A terápia célja a beteg felkészítése, bevezetése az edzőterembe, ahol már önállóan is edzhet. Növelni kell a mozgékonyságot és az erőt, figyelembe véve a sérült és legyengült ízületek, inak, ínszalagok védelmét. Ezeket a technikákat a betegnek is el kell sajátítania. Alkalmazzon minimális erőfeszítést igénylő gyakorlatokat és ezeket ismételtesse. A kezdetekben, és ha a beteg gyenge, kerülni kell a súlyokat és a nagy labdával végzett gyakorlatokat, ahol bármely kontrollálatlan mozdulat újabb sérülésekhez vezethet. Ezek helyett hidraulikus ellenállással működő berendezések használata javasolt.

• Legalább heti 2-3 alkalommal történjenek a foglalkozások, de sohasem két egymást követő napon. A közötte lévő időt pihenéssel kell tölteni. A beteg tanulja meg a helyes technikát, bemelegítést, légzést, az ízületek védelmét és a megfelelő testtartást a gyakorlatok alatt, beleértve a bevezető nyújtást és levezetést is.

• Minden foglalkozást átfogó interjúval kell kezdeni. Mi történt a beteggel az elmúlt foglalkozást követően, mennyire viselte meg, hogyan hatott az energiaszintjére, vannak-e fájdalmas ízületi gyulladásai, ahol kerülni kell a terhelést.

- A foglalkozások ideje optimálisan 1 óra. Amennyiben nem bírja a beteg, úgy csökkentse az edzés intenzitását.

A foglalkozásokat a teljes testre ki kell terjeszteni. A séta, futópad vagy szobabicikli használata nem elegendő, kivéve, ha rövid ideig tart, és a bemelegítés része. Az aerobik szintén nem megengedett.

És igen, lesz utána Herx is. A fájdalom forró fürdővel és a vízben feloldott Epsom sóval csökkenthető. Méregtelenítés, méregtelenítés, méregtelenítés!

Apró jó hír – kezdem visszakapni a bal lábfejemet. A titok, illetve a megoldás az infralámpa volt. A vádlim és a bokám külső része melegítésre érzékeny lett, erős fájdalom jelentkezett. Igazából az elviselhetetlen a jobb szó rá, csak nem akarom sajnáltatni magam. Hasonló jelenség játszódott le a hátamon, a lámpára fájdalommal reagált és szintén vörös foltokkal lett tele fürdés után. Annyira azonban nem javult, mint a bokám, így kérdéses lesz, hogyan alszom ma. Bár talán mégsem az, tekintve, hogy a múlt éjszakát szintén ébren töltöttem el.

SZÓRAKOZOTTSÁG

Ma végre sikerült eljutni a neurológushoz, hosszú várakozási idő után. Kíséret nélkül nem ment, egyrészt nagyon legyengültem, másrészt át kellett utaznunk a város túlsó felére. Bár még sohasem jártunk arrafele, elsőre megtaláltuk a kis utcát, nem kellett elővenni a térképet sem. Becsöngetünk. Semmi. Újra csöngetünk. Nincs mozgás. Az ablakon keresztül hallottunk, ahogy megszólal bent a telefon, de senki sem indul, hogy felvegye a kagylót. A párom ennél a pontnál gyanút fogott. Biztos, hogy mostanra van időpontod? – kérdezi. Hát persze. Október 25-ike, csütörtök. Akkor miért nem 25-én jöttünk? Az kedden volt. Ma 27-ike van. Uff. Két kínos feladat előtt állok, fel kell hívni a neurológust és új időpontot kérni, másrészt elmagyarázni a kezelőorvosomnak a helyzetet.

Közben kiderült, hogy a korábbi Lyme-tesztem valamennyi esetben a megbízhatatlan ELISA volt. Ezt nem tekintik egyértelmű bizonyítéknak, vagyis meg kell ismételni a laborvizsgálatot. Leírhatatlanul dühös vagyok. Az antibiotikum kúra miatt nem lesz kimutatható most már rendesen, ráadásul azt sem tudjuk, melyik altörzs, pedig ez lényeges. Közben az egyes számú orvos eldöntötte magában a három pozitív teszt és az összes tünet ellenére, hogy a panaszaimat nem Lyme-kór okozza, hanem az „interneten való olvasgatás", és azt tanácsolta, ha meg akarok nyugodni, keressek fel egy neurológust. Próbáltam. Csalódott vagyok, annyira biztatóan indult a múlt hét, és annyira hittem benne! Hát, ez van. Már várom, mikor küldenek a pszichiátriára.

Este kiderült, elfelejtettem, hogyan kapcsoljuk be a mosógépet. Beletettem a ruhát, eltekertem a gombot, vártam, vártam... semmi. Ezt nem hiszem el. Valami kimaradt, de mi az? Mit csinálok rosszul? Tanácstalanul meredtem a gombokra. Vajon melyiket kell megnyomni? Mondjuk, a bekapcsoló gombot. A párom megoldja a helyzetet.

Felejtettem el eddig is különböző dolgokat, de mindennek van határa. Remélem, nem fordul elő többet. Ma befejeztem az antibiotikumot legalább egy hétre, nehezen tolerálom, rosszul voltam az elmúlt két napban. Mivel több Lyme-szakorvos javasolja az egyhetes szünetet, megfogadom a tanácsot. Több mint egy hónapja nyomom az ágyat.

Második napja nem szedem az antibiotikumot. Mellékhatásként a bal karom ismét feltűnő remegésbe kezdett és gyengébb lett, fogásra képtelen. A hátfájdalom oda-vissza ugrál a gerincem két oldalán. Úgy döntök a figyelmeztető jelek ellenére, hogy ma „jó" napom van, ezért jöhet a torna! Tisztában voltam vele, hogy egy óra nem fog menni, ennyi fekvés után csodaszámba menne persze. Youtube-on kerestem rá az „ideális" gyakorlatsorra, laza Hatha jóga, remélhetőleg nem halok bele azonnal. Negyed óra múlva az ülve végzett egyszerű gyakorlatsorba is belehaltam, remegtek a lábaim, a szívem ki akart ugrani a helyéről. Mégsem volt jó ötlet?

VISSZA AZ ANTIBIOTIKUMHOZ

Néhány nap leállás belefér – sőt több helyen láttam, hogy egyenesen ajánlott – így abbahagytam az antibiotikumot pár napja. Máig. Mi történt? Kezdetnek a kezem nem akart arra menni, amerre én, ez pedig alapja az önálló életvitelnek. Aztán a bal bokám „problémázott". Amint felkeltem az ágyból, azonnal elveszítem az egyensúlyomat, a lábaim kimentek alólam és elestem. Hatalmas rutinnal egy esetet kivéve sikeresen puha bútorokon landoltam, ágyon, kanapén, fotelokon. Elmehetnék kaszkadőrnek.

Az első számú orvos szavain elgondolkodván – a képzelt betegségről – eddig elengedtem a fülem mellett ezeket az apróbb csínytevéseket, de tegnap este betelt a pohár. A nyakammal kezdődött. Pontosabban a jobb oldalával. Furcsán nehéznek éreztem a mozgatását, megkértem a páromat, csípjen meg. Megcsípett. Nem éreztem. Teljesen érzéketlenné vált a nyakam és a jobb vállam. Nagyszerű.

Ma estétől azonban ismét rajta vagyok a szeren.

BETEGSÉGTUDAT

Kedvencemmé vált a blog, egy amerikai orvos munkája, aki nem tartja magát Lyme-szakértőnek annak ellenére, hogy átlagosan heti 70 Lyme-beteg fordul meg a rendelőjében. „Sima" családorvosról beszélünk. Nagy figyelemmel kísérem – ahogy a Lyme-közösség többsége – az aktuális eseteit, fel- és megjegyzéseit, gondolatait a kezelésről, a politikáról, a betegekről. És ha más nem is, az kristálytisztán lejön, hogy ennek nem lesz vége heteken belül, nem lesz többé olyan az életem, az életünk, mint azelőtt.

Betegségtudatról írt az orvos. Azokról, akik a fájdalom ellenére gyereket nevelnek, háztartást vezetnek. Boltba járnak, munkahelyük van, akár rész-, akár teljes munkaidős. Mindazok, akik reggel felkelnek az ágyból és azt mondják – erősebb vagyok. Aztán azokról is írt, akiknek teljesen felemészti az idejét a kutatás. Új csodaszerek után, gyógyultak után, bármilyen kis reménybe belekapaszkodva. Akik tudományos folyóiratokat olvasnak, elméleteket gyártanak, de nem mennek többé emberek közé. Nem is tudnának talán, a kimerítő Herxek után az ember csak az ágyba vágyik, aludni, aludni, aludni. De nem tud, mert ez is a Lyme, ez is vele jár. Hajnalig sok idő van. Ilyenkor jön elő az ízületi fájdalom, kínoz a gyomor, forog az ágy. Csak gondolkodni lehet. Gondolkodni azon, hogy mi jön, mi jöhet még? Melyik társfertőzés lépett fel? Mikor lehet végre megcsináltatni a PCR-tesztet az antibiotikumos kúra után? Mikor kell új antibiotikumos kúrát tartani? Ki és mit írt a blogjába, mit próbált ki, mennyi pénzt költött? Kit hagytak hetekre a kórházi ágyban fekve lebénultan, mert nem hitték el a német neurológus diagnózisát. Hiszen Angliában nincs Lyme-kór. Kit kezeltek SM-mel félre 7 évig, aki most három éves fizioterápiával próbálja visszafordítani a talán visszafordíthatatlant. Az első két év eltelt, de még felállni sem tud. Ki került tolószékbe? Ki állt fel a tolószékből? Ki lett öngyilkos? Ki bírja tovább, és ki nem? Az optimista és a pesszimista? És akik ezt tették velük. A fehér köpenyes arrogancia. Aki nem informál, nem partner. Aki utasít, eldönt és elítél. Aki maga sem tudja, mi a különbség az ELISA és a Western blot között, naivan azt hiszi, hogy a Lyme egy piros kiütéssel jelenti be magát, udvariasan bemutatkozik, névjegyet cserél, majd távozik 20 nap Doxyval. Aki nem tudja, hogy könyörtelenül lecsap a Herx és ott áll a beteg magára hagyva, pánikban. Aki nem tudja, milyen az, amikor egy metrónyi ember bámulja a végtagjai abszurd rángatózását tátott szájjal, s csak ő áll szemlesütve. Aki nem hallgatja meg kioktató és atyáskodó hangnemben, hogy ő csak egy képzelt beteg és menjen inkább pszichiáterhez. Aki nem felejt el írni, nem keveri össze a betűket és továbbra is érti az idegen nyelvet. Aki nem sír a fájdalomtól vagy a félelemtől, hogy ez már örökké így marad.

A kullancs? Nem. Nem a kullancs a hibás.

HOGYAN ÁLLAPÍTJA MEG AZ ORVOS A LYME-KÓRT?

Tele vagyok kétségekkel. Ez most akkor Lyme-kór vagy sem? Egyáltalán, hogyan ismeri fel, hogyan diagnosztizálja az orvos a betegséget? Az alábbi cikk részletes támpontot ad a hozzám hasonlóan vívódóknak.

„Közismert, hogy akkor kell az átlagbetegnek Lyme-ra gyanakodni, ha a kullancscsípést követő 3-2 napon belül ovális alakú, növekvő piros, kokárdaszerű folt alakul ki a bőrön influenzára jellemző tünetekkel kísérve. A kiütés lehet eltérő morfológiájú, beleértve hólyagos, urticaria, eczematoid vagy atrófiás (Acrodermatitis Chronicumatrophicans).

Sok beteg számára a neurológiai, kardiológiai, ízületi, kognitív és/vagy pszichológiai komplikációk túlsúlyban vannak. Más is hordozhatja a fertőzésért felelős baktériumokat, beleértve a bolhát és a legyet. Dr. Burrascano gyanúja alapján elképzelhető a vérátömlesztéssel való terjedés is.

Két múzeumi egérből vett minta (1894) és a második világháború alatt begyűjtött kullancsok vizsgálata kimutatta a Bf jelenlétét, és feltételezhető, hogy az a „hivatalos" felfedezés dátuma, magyarán 1975 előtt is létezett. Egy átlagos beteg kora gyermekkorig vissza tudja vezetni a panaszait és a Lyme-diagnózis előtt valószínűleg az „Ugyan, nekem mindig is voltak ezzel problémáim!" felkiáltással bagatellizálja el a tüneteket. A Lyme tünetei kezdődhetnek a csípést követő napokban vagy később, de általában 4 hónapon belül. Bf-fel beoltott egerek agybiopsziája 12-48 órán belül kimutatta a fertőzést (Stockholm Conference, 1990). Dr. Luft publikációjában arról írt, hogy a gerincvízből PCR-rel kimutatható volt a Bf jelenléte 2 héten belül a (nem neurológiai) tünetek megjelenése után.

Amennyiben ilyen gyorsan terjeszkedik, felesleges fokozatokra osztani az egyes tünetek megjelenése alapján. Az egyes szerveket érintő tünetmentesség nem feltétlenül jelenti a Bf távollétét az adott szervben. Ezzel szemben, a tünetek által a hosztban kiváltott kémiai reakciók és autoimmun válaszok miatt a szervek diszfunkciója léphet fel. Mindenki számára egyértelmű diagnosztikai és terápiás problémákkal. A Bf gyors terjedése azonnali szövődmények kialakulásához vezethet, pl. agyhártyagyulladás. A Lyme-betegség esetében nincsen kiszámítható klinikai sorrend. Gyakori az influenza jellegű tünetek teljes hiánya.

Szív- és neurológiai szövődmények megfigyelhetőek az első három hónapon belül. Arthritis (pl. ízületi gyulladás, ízületi fájdalom) kialakulhat azonnal, de leggyakrabban a második és a hatodik hónap között jellemző. A kezdeti panaszok lehetnek aprók és felületesek, de jelentkezhetnek akár egy évre rá vagy még később. Az egyik betegem egészen a férje haláláig tagadta a tünetek meglétét, azután egyszerre „rátört" mindegyik. Egy másiknak minden évben, az anyja halálának évfordulójának közeledtével erősödnek fel a tünetei.

A tünetek korai jelentkezésével is nehéz a diagnózis, hiszen az egydimenziós jelenlét, mint a szédülés vagy a visszatérő légúti fertőzés kevés támpontot ad. Idővel a kezeletlen beteg egyre több tünetet produkál és ezek akár lavinaként maguk alá is temethetik. Amennyiben az orvos nem tudta összeegyeztetni a kórtörténetet a laborleletekkel, könnyen azt a következtetést vonhatja le, hogy a beteg szimulál!

Részletesen ki kell kérdezni a beteget. Nők esetében a havi vérzés, a terhesség vagy a fogamzásgátló hormonjai súlyosbíthatják a tüneteket. Számos beteg állapota rosszabbodik fizikai vagy pszichés megterhelés alatt, alváshiány, alkoholfogyasztás, egy forró fürdő vagy kiszáradás után. Páratartalom, alacsony légnyomás, hideg és melegfront súlyosbíthatja a fájdalmakat, fáradtságot vagy fejfájást idéz elő. Ugyanez igaz hidegfront esetében a fertőzött bőr alatti csontokra vagy akár a VII. agyidegre (Bell's). A betegek rosszul vise-

lik a szélsőséges környezeti változásokat. Tipikusan nehéz elviselniük a meleget; ez ingerlékenységet, fejfájást, fokozott izzadást és álmosságot eredményez. A fényérzékenység növeli az esélyét annak, hogy a sofőr elalszik a volán mögött. Súlyos fejsérülés is válthat ki olyan tüneteket, melyek később kezelhetőek antibiotiotikumos terápiával. Rendszerint javaslom a betegeimnek, hogy kerüljék a dohányzást, az alkoholt és a szteroidok alkalmazását, mivel késlelteti a javulást. (Dattwyler, RJ, Lancet 1:687, 1987 – on steroid use) A pallatív szteroidok másik hátránya, hogy elrejtik a tünetek egy részét, így a klinikai diagnózis nehezebben állítható fel. Magánbeszélgetésben vallotta be egy orvos kollégám, hogy betegénél a szteroid beszedése halálos kardiomiopátia kialakulásához vezetett. Kerülni kell az elektromos takarók és a vízágy használatát, amennyiben a beteg nem akar rosszabb állapotban felébredni. Az allergia is súlyosbodást okozhat.

A tünetek tipikusan változatosak lehetnek akár egy nap leforgása alatt is. Az ízületi merevség és az agyi „köd" általában délelőtt lép fel, de nem kizárólag. A fáradtság 12-16 között jelentkezhet, de rövid szunyókálás elmulasztja. Robbanásveszélyes ingerlékenység a nap végén tipikus vagy késő este.

A helytálló diagnózis előtt a következők szoktak megszületni: krónikus fáradtság szindróma, szklerózis multiplex, fibromyalgia, Lupus, candidiasis, krónikus mononukleózis, hipoglikémia és stresszel kapcsolatos betegségek. Amennyiben a fentiek közül többet is sikerült „begyűjteni", feltétlenül meg kell fontolni a Lyme-betegséget.

A Lyme-beteg megjelenése rendkívül sokszínű lehet. Az egyik flegmatikus, mogorva, bámul ki az űrbe, a másik idegesen szorong és hiperkinetikus. Szóbeli és írásbeli megnyilvánulásaik a rejtélyestől a körülményesig terjedhetnek. Beszámoltak dadogásról is, ez szintén megszüntethető volt az antibiotikumos kezeléssel.

A betegek gyakran panaszkodnak fáradtságra, az enyhétől a teljes kimerültségig terjedően. Általánossá válik a letargia és a kezdemé-

nyezőkészség hiánya. Ez nem a lustaság, hanem a fáradtság eredménye. Gyakran alszik el napközben, akár az osztályteremben is vagy átalussza a napot. Paradox módon éjszaka gyakran álmatlanság gyötri őket. Az alvás nem pihentető, és gyakoriak a rémálmok. A láz időszakos és alacsony. Antibiotikus kezelés (főként intravénás) eredményezheti az első hetekben. Bár a Herx reakció kezdetét jelzi, nem minden esetben fordul elő. A beteg a láz alatt viszonylag jól van, utána azonban rendkívül rosszul. Ez segítheti a diagnosztizálást.

A fülkagyló és a lebeny gyakran piros árnyalatú, ritkábban ez megfigyelhető a kézfejen vagy az arcon is. A beteg végtagja hidegek még meleg környezetben is, megfigyelhető némelyeknél a Raynaud-szindróma. Ekcéma és pikkelysömör megjelenhet. Magnézium- és káliumhiány, pajzsmirigygyulladás, hipotalamusz limbikus zavarai, hajszálérgyulladás gyakori. Egy nőbetegem testét 40%-ban pikkelysömör borította, az antibiotikumos kezelés után teljesen rendbejött.

Tipikus a zsibbadás és bizsergés az arcnál, az ujjakban, a fejbőrön és a végtagokon. Izomrángás előfordulhat a szemhéjtól kezdve a végtagokig. Remegés, áramütésszerű érzés, fájdalmas vagy viszkető bőr, bőrpír is a Lyme jele. Terhelés nélküli izzadás vagy képtelenség az izzadásra szintén jellemző. Az egyik betegem 27 évig nem izzadt (anhydrosis), a kezelés után rendbejött.

A szédülés, egyensúlyzavar és ügyetlenség nagyon bosszantó lehet, a beteg leejt vagy felrúg dolgokat, nekimegy a falnak kanyarodás közben, a kézírása lassúvá és hanyaggá válik. Gyakran használják a „rezgés van a fejemben" kifejezést. Végül a többség, de nem mindegyik, panaszkodik „ködös agyra", feledékenységre, szorongásra, hangulatingadozásra, kezdeményezőkészség elvesztésére, depresszióra, koncentrációs zavarra, figyelmetlenségre, tájékozódási zavarra és az intellektuális feladatok nehezebb elvégzésére. Ezek tehát a legjellemzőbb vonások.

A rövid távú memóriazavarral küzdő betegek elfelejtik, mit akartak éppen mondani, miért mentek be a szobába, hova tették le a dolgai-

kat, a megkezdett mondatot vagy akár a témát, dátumokat, neveket, az ismerőseik vagy családtagjaik arcát. Az egyik betegem összevissza mászkált a szobában a fogai között szorongatott ceruzát keresve. Egy másik az irodámhoz tartozó parkolóban felejtette a babakocsit és benne a csecsemőt, úgy indult haza. Mások elfelejtik a legegyszerűbb szavak helyesírását, az olvasást, vagy szövegértési nehézségeik támadnak. Egy betegem Princeton helyett Philadelphiába vezetett, mivel összezavarták a kezdőbetűk. Volt olyan, aki vásárlás után a cipőjét a hűtőszekrénybe tette, az élelmiszereket pedig a cipőtartóra. A Lyme-beteg eltéved hazafele vagy munkába menet, elfelejti az egyébként ismerős utat, azt, hogy hol van és hogyan került oda. Elemi matematikai problémák bizonyulnak leküzdhetetlennek. Veszélybe kerül a logikus feladatellátás, „várj egy percet", mondják akkor is 2-3 alkalommal gyors egymás után, ha csak egy telefonszám lejegyzését kéne megoldaniuk.

Gyakran bélyegzik őket figyelmetlennek. Némely beteg passzív, kezdeményezésre képtelen vagy arra, hogy részt vegyen a szokásos társadalmi, szellemi eszmecserében. Szóbeli és írásbeli kifejezésük magukon hordozzák a Lyme jeleit. A tartalom szervezetlen, képtelen egyetlen gondolatmenet követésére, hajlamos elkószálni és felesleges részletekbe bocsátkozni, ami tovább növeli a zavart. Mindenütt jelen van a szóválasztási és a helyesírási hiba. A feladatra szánt koncentráció problematikus, mivel csupán rövid ideig képes erre. Ahogy az információ növekedik, úgy válik a beteg is egyre jobban elveszetté, zavarodottá, frusztrálttá, míg végül felad minden szellemi tevékenységet. A szociális interakció utáni vágy eltompul. Ezzel együtt romlik a tanulmányi és a szakmai eredményesség.

Miklossy (NeuroReport 4:841-848, 1993) számolt be Bf-jelenlétről egy Alzheimer-kórban szenvedő beteg post-mortem agybiopsziájából. Véleményem szerint a figyelemhiányos hiperaktív szindróma (ADH) vagy PNI-vel (érzékelhető neurológiai károsodással járó) diagnosztizált gyerekeket is érdemes tesztelni Lyme-ra. Egy 16 éves beteg esetében, akinél 5 évesen jelentkezett a Tourette-szindróma először, kimutatták a Bf-et, és a kezelés megszüntette a panaszokat. Megfigyelhető a személyiségváltozás. Az érzelmi kifejezőképességük romlik. Ingadozó ingerlékenység jellemzi, a stressz legkisebb jelére is a helyzet súlyosságához nem mérhető dühkirohanással vagy sírással reagálnak. Könnyen kerül kellemetlen helyzetekbe, hiszen viselkedése indulatos, kritikus és türelmetlen mind magával, mind másokkal szemben. A gyerekek igényeire agresszíven reagálhat. („Rázott gyerek-szindróma") Sokak már-már morbid módon félnek egy-egy betegségtől, haláltól, pesszimisták, érzelgősek vagy túlságosan szentimentálisak. Gyakran szőnek összeesküvés-elméleteket. Makacsok, csak a saját igazságukat hangoztatják, esetenként vulgárisak. Akkor is kapkodnak, ha nincsen határidejük és nem tudnak „lenyugodni", ez pánikrohamhoz, tériszonyhoz vagy klausztrofóbiához vezethet. A depresszió gyakran torkollik öngyilkosságba."

Meglett az eredménye az interneten töltött óráknak, rátalálok az ILADS non-profit szervezetre (The International Lyme and Associated Diseases Society), mely működésének középpontjában a Lyme-kór diagnózisa és megfelelő kezelése áll, beleértve a betegséggel járó társfertőzéseket is. A szervezet weboldalán videókat, különböző, a témába vágó publikációkat, tanulmányokat és az éves Lyme-konferenciához vezető linket találok, ahol élőben nézhetem a nemzetközileg elismert orvosok előadásait, természetesen ingyen. Nem én vagyok a célközönségük, hanem orvosok, de ha már így alakult... Mivel úgyis az ágyban töltöm a napot, belenézek a torontói előadásba. Egy fiatal orvos ad elő éppen, azt meséli el, évekig nem hitt a krónikus Lyme-kór létezésében. Egészen addig a pillanatig, amíg ő maga fertőzötté nem vált. Három hét antibiotikumos terápiát követően sem állt be változás az állapotában, sőt rohamosan hanyatlott az egészsége, ezért egy kollégája tanácsára különböző laborteszteket kért, húsz lehetséges társfertőzésre, egyéb baktériumra, vírusra. Mind a húsz pozitív lett. A nap meglepetéseként Dr. Burrascano lépett a pulpitusra. (Ez csak nekem okozott meglepetést, mivel nem olvastam el a programot.) Dr. Burrascano, aki maga is Lyme-kórban szenvedett és csak a harmadik intravénás kezelése után gyógyult, az alábbi támpontokat adta torontói előadásán, a konferencián részt vevő orvosoknak 2011-ben:

„Azzal kezdeném, hogy mi a Lyme-kór. Ahogy ma reggel említettem egy beszélgetés során, nincsen igazi definíció. Számomra, különösen, ha krónikus Lyme-kórról beszélünk, ez mindig különböző betegségeknek a keveréke. Ha azt mondom, Lyme-kór, ez minden esetben tág megfogalmazás, beleértve a társfertőzéseket és a már meglévő fertőzéseknek az újra aktiválását is, melyek előretörnek, ahogy az immunrendszerünk egyre jobban gyengül.

Azzal is tisztában kell lenni, hogy a Lyme-kór nem csupán kullancscsípéssel terjed, hanem átörökítheti az anya a magzatra. Az még nem tisztázott, hogy más úton is át lehet-e adni, terjed-e emberről emberre, bár állatkísérletekben már bebizonyosodott.

Hogy megértsük a Lyme-kór diagnózisát és kezelését, a lehető legszélesebb ismerettel kell rendelkeznünk erről a bioorganizmusról. [...]

A Borrelia érdekessége, hogy nem egyfolytában szaporodnak, hanem ciklusokban. Egy ilyen ciklus megközelítőleg 4 hét. Tehát ezért figyelhető meg az, hogy a betegeknek csak négyhetente jelentkeznek a tüneteik. Ez a tény rendkívül fontos mind a diagnózis, mind a kezelés szempontjából. Másik ilyen fontos tudnivaló – amikor a baktérium „alszik", kevésbé aktív, kevés az esélye annak, hogy az antibiotikum végezzen vele, hiszen ezt csak a kifejlett állapotú példányokkal képes megtenni.

Visszatérve a krónikus Lyme-kórra, elvégre ez az igazi probléma, először is felmerül a kérdés, hogyan definiáljuk? Mindenkinek megvan a saját definíciója, mivel nincs egyértelműen elfogadott meghatározás. Az elmúlt évek tapasztalatai alapján nekem is megvan a magamé, nagyon egyszerű – ha valaki több mint egy éve szenved már ebben a betegségben, az krónikus Lyme-beteg. Teljesen függet-

lenül attól, hogy kezelték-e vagy sem, pozitív-e vagy negatív a lelete. Egy év alatt sok minden történhet egy beteg ember szervezetében, a B- és a T-sejtek száma csökken, a CD57 eredménye alacsony számot mutat. Ebből tudjuk, hogy az immunrendszer kezd leépülni és ez az a pont, ami után a krónikus Lyme ekkora problémát okoz.

Beszélnünk kell a betegséggel együtt járó egészségkárosodásról. Szintén rengeteg lehet, a Lyme-kór nem csak az antibiotikumokról szól, megtámadja az idegrendszert, a hormonokat, az immunrendszert, szóval, ha ezeket nem veszik figyelembe a beteg kezelésénél, nem lehet jó eredményt elérni. Antibiotikum, életmód-váltás, étrendváltoztatás, testmozgás, bármi, ami segít az immunrendszernek, esetleg hormonkezelés. Minél régebb óta beteg valaki, annál több károsodást szenvedett el. Minél régebb óta beteg valaki, annál nehezebb a gyógyuláshoz vezető út. Emiatt a krónikus Lyme-kór sokkal rosszabb, mint egy akut vagy friss fertőzés. Másik felfedezésünk, hogy minél régebb óta beteg valaki, annál hosszabb ideig szorul antibiotikumos kezelésre. Erről nem tudok pontos számokat mondani, még felbecsülni sem, de az évek során erre a következtetésre jutottunk.

A Lyme diagnózisa mindig klinikai. Miért mondom ezt? Nincsen egyetlen laborteszt sem, ami kimutatná, hogy igen, ez Lyme. Másrészt, mi van akkor, ha valakinek a Lyme-kórra jellemző tünetei vannak egy másmilyen betegségtől? Mindig a klinikai képet kell nézni. Csupán 17%-a a Lyme-betegeknek emlékszik vissza kullancscsípésre. Nem mondhatjuk azt, hogy ha nem emlékszik, akkor nincs is Lyme-ja, hiszen a kullancs egészen apró, elbújhat olyan helyen, ahol nem észrevehető és kevesebb problémát okoz az a kullancs, amit észrevettek, mint az, amelyet nem, és máris ott a baj.

Mi a helyzet a folttal? A korábbi szakirodalom szerint a Lyme-kór feltétele a piros bőrkiütés, de ennek az az oka, hogy csak olyan betegeket kezeltek, akiknél ez a folt megjelent, emiatt ez már így került be a statisztikákba. Igazából, ha megnézünk korábbi államilag finan-

szírozott tanulmányokat, a bizonyítottan fertőzött betegek csupán harmada számolt be piros bőrpírról. Vagyis ugyanaz a helyzet, mint a kullancscsípéssel.

Ahhoz, hogy megfelelő klinikai diagnózist állíthassunk fel, fel kell venni a kórtörténetet, hogy a klasszikus jelek és tünetek megvoltak-e, de erről majd később beszélünk részletesen. Végezhetünk tesztet, hogy felmérjük az immunrendszer állapotát, ilyen a CD57, végezhetünk teszteket, hogy megállapítsuk a társfertőzéseket vagy az „opportunista" fertőzéseket. Ez nem arról szól, hogy mindenért a Lyme-ot hibáztassuk, egy csomó más is szerepet játszhat, és így előzzük meg, hogy elkerülje valami fontos dolog a figyelmünket, a Lyme-on kívül.

Térjünk vissza a kórtörténetre. Szóval van egy páciens, aki jól volt majd beteg lett, figyeljünk a hirtelen állapotromlásra. Klasszikus eset, amikor valaki kempingezni megy, és attól kezdve romlik az állapota, vagy kullancsot szedett ki a háziállatából. Azután kulcsfontosságú lehet az is, ahogyan a tünetek megjelennek. Lehet, hogy sima vírusfertőzésre utal egy fejfájás, fáradtság, romló látás, stb. Amennyiben nem ismerjük fel és nem kezeljük, a tünetek egyre inkább a szervekre terjednek át, a szívet is beleértve. A kezdeti tünetek megmaradnak, de belép az ízületi fájdalom, neurológiai tünetek, mint a zsibbadás stb. Az idő múlásával az egész szervezet érintetté válik, szóval, ha egy beteg azt mondja: – „Egy ideje fáj a térdem" – feltétlenül kérdezzünk rá, van-e más panasza is, fejfájás, esetleg szédülés. Ha pedig több szerv érintettsége is nyilvánvalóvá válik, ez ismét kulcsfontosságú eleme lehet egy klinikai diagnózisnak, a négy hetes ciklikus állapotromláson felül.

Visszatérve a tünetekhez, sokkal több diát meg tudnék tölteni, de a lényeg az, hogy ez egy teljes szervezetet érintő betegség. Lehetnek specifikus tünetek, a nem specifikusak mellett. Számos betegem panaszkodik csökkent libidóra, kevesebb energiára, ez mind megerősíti az előbb elhangzottakat. Sokszor hallani: – „Nem, Önnek nincsen Lyme-kórja, csak depresszióban szenved." – Kérdezzünk rá a többi tünetre, mielőtt kijelentjük.

Amikor új beteg keres fel a rendelőben, sokszor előtte is már a telefonban azt kérem tőle, írja le a napi tüneteit naplóba, értékelje egy skálán 1-5 között, hol vannak a jó és a rossz napok, így egy idő után sikerül feltérképezni a ciklust.

Fontos azt is tudni, hogy a tünetek hajlamosak megváltozni az idő múlásával. Például a beteg kezdetben a fájó térdére panaszkodott, ami most rendben van, de a könyöke érzékenyebb vagy a nyaka be van állva, pár hétig össze volt zavarodva, eltévedt a hazaúton, ez mind elmúlt mára, de a lábai zsibbadnak. Mit mond a kezelőorvos? Ez a beteg bolond, keressen fel pszichológust. De az igazság az, a Lyme fejlődik, változik, szóval, ha egy korábban egészséges beteg panaszkodik, négyhetente jelennek meg a tünetek és változnak, ez mind arra utal, hogy baktérium munkálkodik odabent, és az immunrendszer bajban van.

Amennyiben a beteg súlyosbító körülményeknek is ki volt téve – műtét, stressz, nemzetközi repülőút – ennek mind negatív hatása lehet, része kell, hogy legyen a kórtörténetnek. Meg kell találni, mitől lett rosszabbul, mitől van jobban, ez visszatérő-e.

Leginkább a fizikai vizsgálat segít. Vegyünk egy egészséges személyt – betegnek néz ki vagy sem? Figyeljük meg a beteget, egyenesen sétál-e, sántikál-e, van-e probléma az egyensúlyával, nézzük meg az egyes szervek állapotát. Amikor beszélünk velük, mérjük fel, értelmes választ ad-e vagy ismételgeti önmagát, emlékszik-e, miről volt szó vagy emlékeztetni kell?

A javaslatom az, hogy ellenőrizzék le az összes betegük összes ízületét minden egyes látogatásakor, ezt egy jó reumatológus meg tudja tanítani, és idővel bele fognak jönni. A betegeim arról számolnak be, hogy ott ülnek az orvosi rendelőben, az orvos felveszi a kórtörténetet, megállapítja a diagnózist és mindezt anélkül, hogy akár egyetlen egyszer hozzájuk ért volna. Minden egyes alkalom magában kell, hogy foglaljon egy fizikai és egy neurológiai vizsgálatot, kivétel nélkül.

Laboratóriumi vizsgálatok. Tudjuk, hogy a Borreliát keressük, amit kullancs terjeszt, a kullancs ezt megelőzően már találkozott különféle állatokkal, madarakkal, alkalma volt arra, hogy több fertőzést is felszedjen, amiket azonban nem tesztelünk. Ez butaság. Ha a labor csak egyetlen Borrelia fajtát tesztel, könnyen tévedhetünk, hiszen a tesztek bizonyítják, hogy egy betegben akár több alfaj is kimutatható.

A Borrelia képes alkalmazkodni a környezetéhez, ahogyan megtette egy mókusban, egy madárban, egy kullancsban. Egérkísérlettel igazolták, hogy egy Borreliával fertőzött egyedben, 4 héttel a fertőzés után különböző alakokat mutattak ki, ennek az az oka, hogy a baktérium nem szereti a gerincvizet, cisztás alakot vesz fel, az agyban pedig ismét egy újabbra van szüksége a túléléshez. Hogyan várjuk el ezek után, hogy egyetlen teszt kimutassa?

A szerológiai tesztek sem igazán érzékenyek, ELISA, Western blot. Ha csak az állami laborban megszokott ELISÁT végeztetjük el, akkor félrediagnosztizálhatjuk a betegeink felét, akár háromnegyed százalékát is. A C6 az ELISA egy másik formája, a tapasztalataim nem bizonyítják hasznosnak, kivéve a friss fertőzéseket. Részemről már nem is rendelek C6-ost és nem is tudom ajánlani. A Western blotot azonban javaslom, hiszen egyaránt szolgál kvantitatív és kvalitatív eredménnyel. A probléma az az USA-ban, hogy egy új Western blottesztnek FDA-jóváhagyásra van szüksége, ami az engedélyt adja meg a teszt árusításához, nem a minőséget minősíti. Másik paradoxon az, hogy minél betegebb a páciens, annál kevesebb az esély a pozitív tesztre, 6 hét antibiotikumos kezelés után azonban a 65%-uk negatívból pozitívba megy át.

Mi a helyzet a PCR-rel? Ez jó teszt, és akkor is pozitív lehet az eredménye, ha korábban a beteg szerológiai lelete negatív volt, azonban az érzékenysége legjobb esetben sem haladja meg a 30%-ot. Amit *tehetünk, az az, hogy rövid ideig tartó gyógyszeres kezelést alkalmazunk, és 2-3 alkalommal elvégezzük a vizsgálatot, de ez meglehetősen drága megoldás. A probléma Amerikában az, hogy a biztosítótársaságok nem fogadják el a pozitív PCR-tesztet a Lyme-betegség bizonyítékául; ami érthetetlen, hiszen ha van egy pozitív PCR-teszted HIV-re, senki sem vonja azt kétségbe. Ugyanez elmondható a hepatitiszről vagy a tuberkulózisról. Miért más ez a Lyme esetében? De balszerencsénkre ez egy politikai probléma. [.]"*

NEM HÜLYE VAGYOK, CSAK LYME-OS

Elfelejtettem a blogomba való belépés menetét. Ehelyett létrehoztam három új profilt. Ezen már meg sem lepődöm, sőt vicces inkább. Tegnap egy Word szöveget próbáltam megformázni. Mindhiába. Hogy a főnököm mindehhez mit szól majd, ha végre visszamehetek dolgozni, az más lapra tartozik.

A feledékenység újszerű, még ha tipikus színfoltja is egy Lyme-beteg életének. A számítógép, szövegszerkesztő, mosógépkezelés mellett rengeteg praktikus dolog kimehet az ember fejéből. A minap például csupán a terítés és az ebéd eljuttatása a lábastól a mikróig, majd az asztalig több mint tíz percet vett igénybe. Ha eszembe is jutott, hogy hova indultam, mivel és miért, néhány méterrel odébb biztosan letettem a kezemből a kést, villát, kanalat, tányért, kenyeret és azzal a lendülettel kiesett teljesen, mi volt az eredeti szándék. Ne aggódjatok, azért nem haltam éhen.

EPSOM SÓ

Méregtelenítésre, a kiesett magnézium pótlására használatos, a szauna alternatívája. Itt áll a konyhában. 25 kiló. Nem mertem azonnal felhasználni, kibontani sem. Tudom, hiszen a napokban olvastam, hogy kertek ápolásához javasolják. Műtrágya, vegyszer? Én meg üljek bele? Még ha muskátli lennék... Nehéz volt megtalálni. Anyu minden gyógyszertárba bement a környéken. Még csak nem is hallottak róla. De hiszen ez a keserűsó! – kiáltottak fel máshol. Belsőleg! Ehhez mérten a használathoz szabott szűk adagot akartak adni belőle. Az interneten nem találtam boltot. Én, aki mindent megtalál. Aztán egyszerre csak – akkor már feladtam és tengeri só után vadásztam szintén eredménytelenül – az orrom elé ugrott. Azért nem mondom, hogy a szemem elé, mivel kitartóan próbáltam becsukni, odább tolni az újra és újra megnyíló erőszakos reklámot. Nem hagyta magát. Egészen addig a pillanatig, amíg rá nem döbbentem, mit tolok el magamtól. Abban a pillanatban sikerült eltüntetnem a képernyőről. Innentől mégsem volt nagy kihívás megtalálni, perceken belül leadtam a rendelést. Megvagy, Epsom só!

A kamion egy héten belül megérkezett. Mégsem mertem kinyitni a fehér zsákot. Fájt a szívem érte, mindezt szó szerint. Azon a bizonyos éjszakán annyira túlzásba vitte a rakoncátlankodást fent említett szervem, hogy erre csak egy válasz lehetett. Kivágni! A zacskót. Elszántam magam. Még ha felolvadok is!

Először csak habzott. Beledugtam a kezem. Kihúztam, készen arra, hogy rohanjak lemosni, ha netán égni kezdene. Semmi. Hm. Beledugtam a lábam. Beleültem. Koncentráltam. Letelt a 20 perc, a vízbe öntött illatos olajok lenyugtatták az idegeimet. Életben maradtam. Másnap is. Azután is. Azóta nem rendetlenkedett a szívem. Azóta nyugodtan alszom.

December

ELSŐ NAP A MUNKÁBAN

Közel két hónap után az orvos úgy ítélte meg, nem lát több okot a betegszabadságra, mostanra a remegéseim kevésbé feltűnőek, ha Lyme-kór okozta is panaszokat, a közben eltelt idő és a beszedett antibiotikum leküzdötte a kórt. Magyarán mehetek dolgozni. Örültem is és nem is a hírnek. Meggyógyultam! Az orvos mondta! De hisz ez nagyszerű! Némi üröm vegyült az örömbe a reggeli felkeléskor. Valahogy mégsem az igazi. Sebaj, biztosan csak a fekvéstől van, irány az iroda. Nem, nem megy ez nekem. Visszafeküdtem. Dehogynem. Gyerünk! Felöltözem, ez alkalommal egészen az ajtóig jutottam. Hol az ágy? Visszarogytam. Tíz perc után a kötelességtudat kerekedett felül, főleg, hogy már „elmenő" ruhában voltam. Indulás, minél messzebb a pizsamától! Hiszen nem vagyok beteg! Szerencsére közvetlen buszjárat visz el a munkahelyemig, gyakorlatilag háztól házig ott vagyok 20 perc alatt. A fogadtatásra számítottam. A titkárnő felkiáltott: – „Micsoda meglepetés! Két hónap!", majd közölte, hogy az ő unokatestvére 10 nap után kigyógyult a Lyme-ból. És közben gyanakvóan nézett.

Fáradt voltam ehhez, leültem az asztalomhoz és próbáltam a munkámra koncentrálni, amikor megjelent a főnököm és ügyesen, már a második mondatába belefűzte, EGYÁLTALÁN nem tűnök betegnek. A harmadik mondatával kilátásba helyezte, hogy átrakat másik osztályra, ahol „kiegyensúlyozottabbak" a körülmények. Megígérte, hogy beszélni fog az érdekemben a HR osztállyal, pontosabban azzal a hölggyel, aki a „problémás" esetekkel foglalkozik.

Bánom is én. Csak úgy legyen. A megbízható, mintaszerű munkavállalóból így estem át a lógós munkakerülő szerepébe. Igazából nem vagyok ideges, ez várható volt. Párszor majdnem leájultam a székről és a jobb kezem is kikapcsolt hébe-hóba, de túléltem a napot.

A produktivitásom hagyott maga után kívánnivalót. Elfelejtettem a munkahelyi rendszer használatához elengedhetetlen jelszavaimat. Az összeset. 10 percbe került, amíg sikerül bejutnom a rendszerbe az informatikai osztály segítségével.

A bankautomata nem akart pénzt adni, hiába nyomkodtam kétségbeesve a gombokat. Mögöttem egyre nőtt a tömeg, míg végül valaki odalépett hozzám és kérte, írjam már be a PIN-kódomat.

Délutánra utolért a folyosói pletyka. A titkárnő „rájött", hogy eltitkolt idegösszeomlásom volt. Jó. A főnököm meglehetősen rossz néven vette a hiányzásomat. Ezt nem kellett kimondania sem, elég volt annyi, ha összetalálkozott a tekintetünk. És a keresztkérdések. Mit szedsz? Milyen teszten voltál? Melyik kórházban? Mikor? Meddig? Miért?

Hogy emlékezetessé tegyük a hetet, váratlanul vért vett tőlem az első számú kezelőorvos. Ma csináltunk egy Western blotot. Kimutat bármit 30 nap Zinnat után? Kétlem. A labor biológusa szerint igen. Legyen igazuk. Végül nem tudtam ledolgozni a hétből hátralévő napokat, a szédülés erősödött, úgy éreztem, bármelyik percben elájulhatok. Féltem kimenni az utcára. Remegett a lábam, a karom ólomból. Így is tud reszketni. Újabb két hét betegszabadság.

LYME-DIÉTÁS KÖNYV

Mivel nem volt egyértelmű számomra a Lyme-ra vonatkozó diéta, kis utánajárással találtam egy receptkönyvet, meg is érkezett a mai postával. Nagyon remélem, hogy választ kapok a kérdéseimre.

A szerző maga szintén Lyme-beteg, aki megpróbálta a híres „Burrescano guideline" tanácsait követni. Egyedül nem ment neki, de mivel az édesanyja remekül főzött és emellett szakácskönyvek írásával, szerkesztésével kereste a kenyerét, hát segítséget kért. Elküldte neki a megengedett élelmiszerek listáját, így alakultak ki a kész receptek.

A diéta maga Dr. Kenneth B. Singleton fejlesztése, aki a „The Lyme Disease Solution" szerzője egyben. Autoimmun betegségben szenvedők számára ugyancsak ajánlott. A Lyme Inflammation Diet (továbbiakban LID) lényege, hogy bizonyos ételek kerülésével csökkentsük a fájdalmat, illetve másokkal javítsuk a szervezetünk ellenálló képességét, segítsük immunrendszerünket.

Ezeknek a krónikus gyulladásoknak a tünetegyüttesei megegyeznek a Lyme tüneteivel. Ízületi és izomfájdalom, puffadás, emésztési panaszok, hasmenés, légzési nehézségek, súlyproblémák. A Lyme kialakulásáért felelős baktérium – a Borrelia burgdorferi – okozhatja a fentieket, de ugyanez elmondható számos más faktorra, méreganyagra.

Ahhoz, hogy megtudd, érintett vagy-e, kialakult-e nálad is krónikus gyulladás, kérj az orvosodtól egy CRP-tesztet. Egy részletesebb ételallergiavizsgálat elvégzése sem hátrányos.

Stresszkezelés, rendszeres testmozgás, egészséges étkezés, elegendő alvás – egyformán fontosak az immunrendszer működéséhez. Azonban nem mindegy, mit eszünk, főleg a krónikus gyulladás megelőzése, illetve visszafordítása miatt nem.

Ez a diéta csupa olyan alapanyagokból és élelmiszerekből állhat, ami nem provokálja ki a gyulladás kialakulását. Négy fázisból épül fel, először kivonunk bizonyos alapanyagokat az étrendünkből, majd fokozatosan visszavezetjük, azonban végig odafigyelve az esetleges következményekre, a szervezet reakcióira, hogy szükség esetén vissza tudjunk lépni.

1) Kezdet

Az első fázis lényege, hogy folyamatos méregtelenítés közben szüntessük meg az emésztőrendszerünk által okozott negatív reakciókat.

Valószínűleg ez a diéta legnehezebb része, azonban mindössze egy héten át kell kitartani.

2) Korai bevezetés

Fokozatosan visszavezetünk bizonyos élelmiszereket, és figyeljük a testünk erre adott válaszait. Újabb és újabb ételcsoportokat fogyaszthatunk a második fázis három hete alatt, azonban azonnal abba kell hagyni, amint visszalépést észlelünk, és időt hagyni a szervezetnek a detoxikálásra.

3) Késői bevezetés

Amint bebizonyosodott, hogy a második fázisban visszavezetett élelmiszerek „biztonságosak" a számunkra, belevághatunk a harmadik részbe. Az ide tartozó élelmiszerek nagy általánosságban egészségesek, de bizonyos emberek esetében gyulladást válthatnak ki. Éppen ezért csakis lassan és egyesével szabad bevezetni az újabb alapanyagokat ebben a 4 hétben.

4) Fenntartás

Amennyiben minden jól ment, úgy belevághatunk az utolsó fázisba, mindössze 8 héttel a kezdetek után. Egyre több és több egészséges élelmiszert adhatunk hozzá étrendünkhöz, ezzel hozzájárulva a fájdalom- és tünetmentes állapothoz.

Általános szabályok:

- Ezek a szabályok a négy fázis letelte után is érvényben maradnak.
- Figyelj arra, hogy a napi betevőd tartalmazzon rengeteg friss zöldséget, lehetőleg magas proteintartalmú, teljes kiőrlésű bioterméket és minőségi zsírt!
- Semmi gyorsétterem vagy készétel!
- Felejtsd el a kólát, a szénsavas üdítőket, mindazt, ami cukrot vagy mesterséges édesítőt tartalmaz, boltban kapható gyümölcs- és zöldségleveket, energiaitalt!
- Felejtsd el az olajban sült ételeket!
- Ragaszkodj a friss gyümölcshöz (a konzerv vagy a befőtt helyett), de mindenképpen kerüld el azokat a gyümölcsöket, melyeknek magas a cukortartalma (banán, szőlő, mazsola)!
- Kerüld a szénhidrátokat, mint pl. a (hagyományos) tészta, fehér rizs, fehér liszt és az ebből készült termékek!
- Kerüld el az édes desszerteket, különösen a tortákat, fánkokat, sütiket és egyéb cukorban gazdag termékeket!
- Kerüld el a mézzel bevont húsokat, grillezett húst és előre elkészített (dobozos fagyasztós) húsokat! Ilyen pl. a szalonna, a bolognai szósz, hot dog, szalámi és virsli valamint a gyorséttermekben felszolgált halak, húsok, baromfitermékek.
- Óvakodj a rákféléktől, a farmokon tenyésztett halaktól, a nem bio eredetű marhától, csirkétől, báránytól és pulykától! Disznóhúst csak ritkán fogyassz!
- Hanyagold a mesterséges olajokat, margarinokat, kukoricából vagy gyapotmagból kinyert olajat!
- Használj „jó" zsírokat, mint pl. a kókuszból vagy az olivaolajból kinyerteket, egyél avokádót, diót és magvakat, szezámolajat, biovajat, biosajtot.
- Főzéshez olivaolajat vagy szezámolajjal kevert olivaolajat használj, magas hőmérsékletű főzéshez pedig kókuszolajat.
- Ne használj asztali sót. (Celtic vagy tengeri só azonban OK.)

- Ne legyen az étrendedben aszpartám, MSG, nitrát vagy szulfit.
- Reggelizz!
- Ne fogyassz alkoholt a Lyme kezelés alatt és az antibiotikum-kúra befejezésétől számított 3-6 hónapban. Ha feltétlen „muszáj", akkor max. 1-2 pohár bor vagy sör 3-6 hónapos szünetekkel.

Az én diétám jelenleg meglehetősen drasztikus, a proteinbevitelem fehér hús, semmi cukor (a napi 2 kockán kívül a kávéba, szénhidrát naponta 2-szer kis mennyiségben, laktózmentes tejtermékek (keresd a lepkét a csomagoláson), kizárólag gluténmentes tészta és kenyér, alacsony cukortartalmú gyümölcsök. Azért így is lehet jókat enni, pl. lecsó, baromfiból készült fasírt főzelékkel, zacskóban sült hús párolt zöldségekkel, cézársaláta, paradicsomos spagetti stb. Viszont mind-ezekért cserébe három héten belül 100%-ban megszűnt a fájdalom, és az első két nehéz hét után, amit a szénhidrát kivonása okozott, már nem volt baj.

VISSZAESÉS

December közepe. Visszajött múlt héten a Western blot tesztem, negatív lett. Sajnos levon az értékéből, hogy több cikk taglalja részletesen, hogyan alakítja át a tartós antibiotikum szedés a laboreredményeket, miért fontos az azonnali, expressz Wb elvégzése az ELISA időhúzása helyett és mennyire alacsony azoknak a százaléka, akik krónikus Lyme-tünetekkel és bizonyított kullancsrandevú ellenére sem lesznek pozitívak.

Adok neki még egy esélyt, jövő pénteken egy másik laborban nekifutunk. Rákövetkező héten pedig a CD57 esedékes. Ez az immunrendszer állapotát méri.

Közben arra gondoltam, ma elhiszem az orvosoknak, hogy igazából csak kitalálom a panaszaimat, ezek egyes-egyedül a fejemben léteznek, nem valósak, így elindultam nyelvvizsgázni. Be volt fizetve hónapok óta, az időpontot nem engedték módosítani és mivel meg akartam nézni, mire számíthatok a következőn, kétségek nélkül ültem le a teremben a nevemmel megjelölt asztalhoz. Semmi kétség, meg fogok bukni. Ma szerencsére nem voltam ájulós „hangulatban", bár így is lehetetlen küldetésnek tűnt megtenni a feladattól elválasztó öt metrómegállót. A terembe érve rázkódni kezdett a fejem, a bal kezem remegni, a jobb kezemet nem éreztem. Érdekes lesz az írás. Igazából a hallgatás résznél egyértelművé vált, hogy itt nekem ma babér nem terem, sem a feltett kérdést nem értettem, sem a kiválasztandó választ. Szerencsére a bal kezemmel tudtam ikszelni, legalább nem lógtam ki a sorból. Az írásbeli vizsgáig legalábbis, ott a jobb karom jelezte, a továbbiakban nem működött együtt. Két órát töltöttem tétova üldögéléssel, ablakon át bámészkodva és csak reméltem, hogy nem kérdezik meg, mi a bajom. Nem kérdezték. Azok a vizsgázók sem, akikkel ezután a szóbelire együtt vártam. Csak bámultak. Elismerem, volt mit.

A fejem jobbra rezgett ki 5 centit, a bal karom körülbelül tízet mindkét irányba. Végül meguntam a bámulást, pont akkor, amikor sorra kerültem, elnézést kértem a tanártól és elhagytam az épületet. Sírva.

Ideje is volt menni az órám szerint, ugyanis este újabb orvost kerestünk fel. Őt egy Lyme-os témájú internetes fórumon találtam. Azonnal megfogott, ahogyan a beteg kisfiáról és feleségéről írt. Akinek a szűk családjában fordult elő ez a betegség, bizonyosan képben van – gondoltam, így időpontot kértem. Féltem, hogy nem jutok be hozzá, nyakunkon az ünnepek, az influenzajárvány, de a Lyme-kór említése után azonnal kaptam időpontot. Este nyolckor fogadott, majd a leleteim átnézése után arra jutott, amire mi is, vagyis valószínűleg régebben „kaptam el" a betegséget és az 1995-ös kórházi kezelésemre emiatt kerülhetett sor. Megnéztük a régi zárójelentéseket – ezeket korábban egyik orvosnak sem sikerült elkérnie – és láss csodát, minden klasszikus tünet ott állt a papíron feketén-fehéren: hónapokig tartó náthaszerű tünetek, váltakozó láz és hőemelkedés, 10 kg fogyás, erős alhasi fájdalom. Antibiotikumra jól reagált. Az azt követő, természetgyógyász által ajánlott diéta után pedig lassacskán elmúlt, bármi volt, igaz, ez beletelt több hónapnyi ágyban fekvésbe. „Nem altattak mostanában?" – kérdezte az orvos. „Ez felébreszti a baktériumot, éppen úgy, mint a szülés, nagyobb trauma vagy az immunrendszer meggyengülése." Altattak, idén nyáron. „Nem követte napokon át tartó, extrém torokfájás?" De igen. „Nos, ez esetben gratulálok, felébredt a Borrelia."

Üdítő élmény volt az orvosnál tett látogatás, bár rendkívül hosszú időt, közel két és fél órát töltöttünk el nála. Behatárolt kognitív képességeim miatt inkább a párom beszélt, ő válaszolt a kérdésekre, én többnyire sírtam, esetleg ebből kifolyólag orrot fújtam. Mégsem mondta rám ez a vadidegen, aki akkor látott életében először, hogy bolond vagyok. Nem küldött pszichiáterhez, akkor sem, amikor beszámoltunk a pánikrohamokról, a hallucinációkról. „Ez teljesen normális"

– mondta. „Bár most nem úgy tűnik, de van remény, javulni fogsz. Lassan, de biztosan." Mondanom sem kell, hogy nem hittem neki. Kezdetnek két hónapra elegendő antibiotikumot írt fel, a korábbi tapasztalatok miatt a Doxycyclint lecseréltük Zinnatra. Reggel és este szedek majd 500 mg-ot, délben Enterolt, vasárnap esténként Diflucant, hogy ezzel előzzük meg a Candida kialakulását. Mivel a Borrelia kedvezőtlen körülmények között cisztás alakot vesz fel, amivel szemben az antibiotikum esélytelen, három hét Zinnatot követően egy hét Flagyl lesz a „menü". Utóbbitól félek, nem tudom, hogy fogok tudni dolgozni majd, már hozzám is eljutott a mellékhatásainak a híre.

Egyébként nagyon rendes volt a doki, az első, aki nemcsak hallott az ILADS-ról, de az általa kiadott útmutató alapján kezel. Az első, aki tudta, mi az a Herx és figyelmeztetett rá a gyógyszerszedést megelőzően! Sőt az első, aki vette a fáradtságot és válaszolt a kérdéseimre, a ki nem mondottakra. Alaposan kikérdezett, megvizsgált, részletesen elmagyarázta a betegséget, a tüneteket, azt, hogy mire számíthatok, majd kitért a társfertőzésekre is, hiszen a kullancs nem csak a borrelia baktériumot hordozhatja. Kutatások és klinikai tapasztalat egyaránt azt bizonyítja, hogy a krónikus Lyme-jelenség hátterében a kullancscsípéssel átvitt számos egyéb társfertőzés áll. Ezek a betegek potenciális fertőzöttek lehetnek a következőkkel: Babesia fajták, Bartonella, Ehrlichia, Anaplasma, Mycoplasma, Clamidia, EBV és egyéb vírusok. Ezek a társfertőzések okozzák a szervelváltozásokat is, és ez okozhatja a „krónikus" Lyme tüneteit.

A PCR-teszt használata, bár számos esetben nem bizonyult megbízhatónak (kevesebb, mint 30%-a), mindenképpen ajánlott azon negatívra tesztelt betegek esetében, akiknél a hagyományos antibiotikumos kezelés nem ért el javulást vagy esetlegesen ismét romlott az állapotuk.

A babesiosis kimutatására jelenleg nem áll rendelkezésre eszköz, csupán a korai esetekben mutatható ki a vérből, a fertőzést követő két hétben. A későbbiekben a PCR vagy a FISH lehet eredményes, azonban ezek csupán a B. microti-tésa B. Duncani típust tudják kimutatni. Magyarán, a betegnek olyan fertőzéssel kell esetlegesen megküzdenie, aminek klinikai diagnosztizálása lehetetlen. Az Ehrlichiosis, Anaplasmosis és Rocky Mountain Spotted Fever szintén csak bizonyos esetekben mutathatóak ki PCR-vizsgálat által, azonban szintén okozhatnak krónikus betegséget. Bartonella kimutatása lehetséges vérből, vizeletből, illetve szövettannal is, azonban az esetek 50%-ában nem mutat pozitivitást fennálló fertőzés esetén sem. Rendkívül gyakori társfertőzés a Mycoplasma, ez megerősíthető PCR-teszt elvégzésével. A leggyakoribb vírus által okozott fertőzések a következők: HHV-6, CMV és EBV.

Egyrészt örülök ennek a sok információnak, másrészt rettegek az újabb vérvételektől. A karom akár egy drogosé. Rossz a hangulatom, visszatért a fájdalom, még ha nem annyira intenzív és összehasonlíthatatlanul enyhébb a kezdeti állapotoknál. Visszatért az izzadás is, amit utálok. Majd kiírom a hátamra, hogy fürdök ám rendesen minden este, csak Lyme-om van. Az Epsom só szinte facsarja ki a toxinokat belőlem, sokat segít, ez jó hír. Elegem van. Bár tény, az SM helyett, amivel riogattak az elején, bármikor bevállalom.

RIFE-KEZELÉS

A legutolsó orvosnál tett látogatás egyik legnagyobb meglepetése az alternatív gyógymódok említése volt. Furcsán hangzott a szájából, hiszen neki aztán igazán nem kéne propagálnia egy módszert, ami teljességgel nélkülöz bármiféle tudományos alapot. Persze, nem volt újdonság a téma a számomra, sok helyen és általában pozitív történetekkel összefüggésben láttam már az interneten, de eddig nem fordult meg a fejemben, hogy hasznát vegyem ez irányú ismereteimnek. Miről van szó? A Lyme-közösség világszerte „beveti" a Royal Raymond Rife által feltalált gépeket (legalábbis az elv alapján működő készülékeket). Technikai részletek nélkül a lényeg – a baktérium „reagál" bizonyos frekvenciákra, melyek elpusztítják bármilyen, a betegre gyakorolt káros mellékhatás nélkül.

Royal Raymond Rife 1988-ban született amerikai tudós, feltaláló volt, aki 1930-ban azt állította, saját fejlesztésű mikroszkópjával képes az olyan patogének azonosítására is, melyekre korábban nem volt lehetőség. Azonban ennél is továbbment, azt is bejelentette, hogy ezek a patogének gyengíthetők, illetve elpusztíthatók bizonyos frekvenciákkal.

Számos összeesküvés-elmélet fűződik a nevéhez ezután. Egyesek szerint valóban sikeresen kúrált ki végstádiumban lévő rákbetegeket az 1930-as években, ezt látva azonban az amerikai gyógyszergyártók az akkor piacra dobott penicillin használatára kötelezték az orvosokat, azokat pedig, akik Rife gépet alkalmazták a gyógyításban, nyilvánosan meghurcolták. Állítólag mindazt annak érdekében, nehogy az emberek rájöjjenek, egyszeri beruházással véget vethetnek számos betegségnek, a továbbiakban nincsen szükségük gyógyszerekre.

De nem kell olyan messzire visszanyúlni az időben, 2002-ben John Bryon Kruegert 12 évnyi börtönre ítélték gyilkosságért a Rife gépek terjesztésében való szerepéért. Hasonló perek játszottak le Ausztráliában is, a Rák Szövetség gyilkossággal és megtévesztéssel vádolta a Rife gépet gyártó és/vagy forgalmazó vállalkozókat, miután a biztos gyógymód tudatában számos beteg, akik életét talán meg lehetett volna menteni, abbahagyta a kemoterápiát.

Ma megérkezett a könyv, amit az USA-ból rendeltem, hogy részletesebben feltérképezhessem a gyakorlati hátteret. Bryan Rosner az írója, aki végső kétségbeesésében fordult a Rife-technika felé, miután túl volt több év sikertelen antibiotikum kezelésen, mexikói hő-, ózon- és oxigénterápián, gyakorlatilag az összes létező és fellelhető, legális és illegális gyógyulási lehetőséget kimerítve.

A gyógyulást itt sem adják könnyen, általában 6-40 hónapnyi időtartammal számolhatunk, de már a kezelés megkezdése után rövid idővel jelentős javulás állhat be. Számos betegnek nincs türelme kivárni ezt az időszakot, félbeszakítják a kezelést. Éppen ezért fontos kihangsúlyozni már a legelején, hogy ez egy lassú folyamat. Ezt a családtagoknak, barátoknak is magyarázzuk el, hiszen rendkívül visszavető hatással lehet a beteg gyógyulására a negatív hozzáállás. Fontos tudnivaló, hogy a kezelések sűrítése nem gyorsítja fel a gyógyulást. Az, aki heti két alkalommal Rife-ozik, nem javul gyorsabban annál, aki csak havonta kétszer.

Mi történik a kezelés alatt?

1-4. hónapban 10%-os javulás várható. A Herxek miatt ez az időszak meglehetősen nyomasztó lehet. Emiatt gyakran lehetetlen folytatni a kezelést a kitűzött időben. Várjuk meg, amíg elmúlik a Herx, és adjunk a testünknek legalább egy napot a pihenésre és a méregtelenítésre, mielőtt folytatnánk a kezelést.

5-16. hónapban 50%-os javulás várható. Az aktív baktériumokat már megöltük, most az inaktív, de lassan-lassan előbújó rejtőzködőkön a sor. A Herx reakció csökken. Ez megfelelő időszak arra, hogy más terápiákkal kombináljuk a kezelést.

17-28 hónapban 70%-os javulás várható. Nem feltétlenül okoz Herxet a kezelés. Számítsunk arra, hogy ősszel és tavasszal erősödni fognak a tüneteink. Vezessük továbbra is a betegnaplót. 29-40. hónapban 70-100%-os javulás várható. Mostanra már olyannyira lecsökkent a baktériumok száma, hogy akár teljesen panaszmentes lehet a beteg. Herx nincsen vagy csak ritkán. Ismételten ellenőrizzük az esetleges társfertőzések, ill. a higanymérgezés meglétét, amennyiben nem javulunk.

Mik a Rife előnyei?

1) Az antibiotikummal ellentétben nincsen mellékhatása és át tudja lépni a vér-agy-gátat.

2) Minden baktériumot képes megsemmisíteni, mivel az nem tud a frekvencia ellen mutációval védekezni.

3) Nem aktiválja a Lyme menekülési rendszerét, így nem alakulnak ki ciszták.

4) Más terápiákkal összehasonlítva biztonságos. (Hőkezelés, erős antibiotikumok stb.)

5) Átlagosan két év telik el egy Lyme-beteg tünetmentesítésének az eléréséig. A Rife-géppel nem kell kezelésekre utazgatni, végezhető a tévé előtt akár és csak egyszeri anyagi áldozattal jár. Havi 1-4 alkalommal kell igénybe venni. Az időtartam 5 perc és 1 óra között mozog.

HOGYAN TÖRJÜNK ÁT A BIOFILMEN?

Az Under our skin című film egyik nagy felfedezése a Borrelia köré szerveződő biofilm létének bebizonyítása volt. Minden más „klasszikus" krónikus betegség esetében köztudott, hogy a baktériumok köré szövődött biofilm lehet az oka annak, ha a beteg a kezelés ellenére sem gyógyul. Lyme-hoz értő szakorvosok (értsd ezzel foglalkozó ÉS sikeresen gyógyító) különféle praktikákkal próbálják ezt feloldani, több lépésben. Először is, amennyiben a beteg szervezetében lerakódott fémszennyeződést gyanítanak korábbi amalgámtömésekből, illetve oltásokból, ezt klorellával megkötik, majd Zeolittal kivezetik. Ezeket a fémlerakódásokat úgy kell elképzelni, mint megannyi apró, fényes lovagi páncélt, amit a baktérium védekezésképpen magára ölthet az antibiotikum elleni nagy csatában.

Van egy irányzat, melynél a kezelés kezdetén elvonják azokat az anyagokat, amiből a baktérium „várat" építhetne, mint például a magnézium, a kálcium, a B- és a D-vitamin. Mivel a „klasszikus" Lyme beteg általában a fentiek hiányát szenvedi el alapból, ezért csak alapos orvosi ellenőrzés alatt kerülhet erre sor. Egyik legismertebb példája a Marshall protokoll. Miután elvágták az utánpótlást, sor kerülhet a biofilm feltörésére. Hogyan lehetséges ez? Dr. Sápi Éva magyar kutató (szerencsénkre) szintén Lyme-beteg a Samento és a Banderol együttes használatát javasolja. Azok, akik ragaszkodnak a gyógyszeres kezeléshez, az antibiotikum mellé nagy valószínűséggel Tinidazole-t kapnak majd, az alternatív utat előnyben részesítő orvosok, természetgyógyászok pedig vagy Lumbrokinase-t, vagy Nattokinase-t ajánlanak. A Lumbrokinase napi 2-3 alkalommal szedhető, 20 mg-os tabletta. Amennyiben antibiotikumot szed a beteg, egy órának legalább el kell telnie a készítmények között.

DIFLUCAN

Tegnap este elérkeztem a Diflucan főpróbájához. A doki nem mondott róla semmi fontosat, annyi infót adott mindössze, hogy heti egyszer, vasárnap este szedjem. Kicsit késő volt megkérdezni, így az interneten néztem utána, együtt kell-e vajon bevennem az antibiotikummal vagy sem. Mindezt persze előrelátóan felírták nekem, de sikerült elhagynom a gyógyszerek beszedéséhez kapcsolódó módszertani útmutatót. A fórumok tanulsága szerint nem én vagyok az egyetlen, aki elfelejtette, de amint láttam, együtt bevehető az esti antibiotikum adaggal, így nem aggódtam különösképpen.

Este 11-kor belenéztem a tükörbe lefekvés előtt, és sajnálkozva állapítottam meg, hogy ritka rosszul nézek ki. Akár egy szellem. Kéne egy kis pirosság az arcomra – gondoltam. Ismered a mondást, légy óvatos... Nem véletlenül! A rákövetkező órában a szokásos hidegrázás helyett hőhullámok kezdtek gyötörni, meg is fogtam a radiátort, hogy megnézzem, anyu mennyire fűtötte fel a házat. Semennyire. Bennem tombolt a tűz. Kimentem a fürdőszobába megmosakodni, közben véletlenül belenéztem a tükörbe. Piroska hozzám képest Hófehérke lehetne és a szám mérete megközelítette a rút kiskacsáét. A szívem ki akart ugrani a helyéről, és az összes ízületem egyszerre fájt. A karomat képtelen voltam letenni a paplanra a fájdalomtól. Vicces lesz ez így. Hajnali háromkor lementem a szüleim hálószobája elé, hogy felkeltsem őket, azonban elbátortalanodtam – mégis, mit kérjek? Ügyeletet, mentőt vagy rögtön hullaszállítót? Az utóbbi látszott logikusnak. Így nem keltettem fel senkit, gondoltam, nekem már úgyis mindegy, ők meg aludjanak csak. Órákon át az egyetlen gondolatom az volt – rosszul vagyok, rosszul vagyok. Próbáltam tenni ellene, hiába. Megmértem a vérnyomásom, teljesen normális volt, még a pulzusom is csak 68, pedig pánikoltam ám! Így kiírtam egy cetlit a konyhaasz-talra, hogy nem kell reggel felkelteniük, nem veszem be a gyógysze-rem, mivel az orvos azt mondta, nyugodtan hagyjam ki, ha rosszul lennék. Rosszul vagyok. Kissé megkésve, reggel haladéktalanul inter-netes vadászatba kezdtem a gyógyszer mellékhatásait illetően. Kettős látással nehéz olvasni. Annyi azonban kiderült, hogy Lyme-betegek gyakran „fejre állnak" ettől a szertől. Nekem is sikerült. Gyors telefon, az orvos megerősíti, a továbbiakban nem szedhetem.

ITTHON – 2 NAPOS HERX UTÁN

Végre egyben hazaértünk a szülők karácsonyi meglátogatása után, bár párszor megfordult a fejemben, hogy utazás helyett inkább befeküdnék egy szimpatikus kórházba.

Az év utolsó napját ágyban, párnák között jajgatva töltöttem el, köszönhetően a tornának. Szóval pontosítanék – a heti kétszer 1 órás torna nem azt jelenti, hogy nyomjuk le egyben, ha már nem halunk bele, hanem kísérletezzük ki óvatosan, mi az az intenzitás és időtartam, ami még elviselhető Herxet okoz. Az történt, hogy leküzdöttem a Callanetics DVD mind a 45 percét, összeszorított fogakkal, hason csúszva, de a rám jellemző makacssággal. Ezek után számomra bizonyítottnak tűnik a feltételezés, hogy a gyakorlatok hatására az izomból, ízületekből a baci kitolódik a véráramba, ahol összefut a benned keringő antibiotikummal. Kerek 13 órára kiütöttem magam, képtelen voltam felkelni. A toxinok kizárólag azokon a helyeken jöttek ki, amire rádolgoztam. Hasmenés, migrén, izomfájdalmak, általános levertség, alacsony vérnyomás, anyámra hozott szívbaj, aki még nem látott így. Másnap próbáltam jóvátenni a vétket szaunával, több liternyi citromos vízzel, Aloe verával, ami szintén Herxet okozott és meghosszabbította a szenvedésimet. A két Epsom fürdő (Aloe verával keverve) és a thai masszázs segített, de csupán ideig-óráig, amíg kiértünk a repülőtérre, majd ismét „kritikusra" fordult az állapotom. Szerencsére rossz utunk volt, végig ingott a gép, hintáztunk fel-alá. Az adrenalin szint emelkedése remekül elmulasztja a Herxet. Utólag is köszönet érte a pilótának, aki átrepült velünk a viharzónán.

Január

COWDEN PROTOKOLL

Közös megegyezéssel próbáltunk rálelni egy alternatív útra a kezelőorvosommal, valamire, ami kiválthatná az antibiotikumot. Bár első találkozásunk alkalmával – súlyos állapotomra és az idegrendszeri tünetekre való tekintettel – azonnal felajánlotta az intravénás kezelést, érthető módon visszautasítottam. Tűfóbia. Mázli, hogy ez az orvos nem „normális", legalábbis abban az értelemben, ahogyan a többiek reagáltak volna. Elfogadta az álláspontomat és abban maradtunk, hogy ez esetben a szájon át történő antibiotikumot próbáljuk meg. Megközelítőleg sem tudott kezelési időtartalmat mondani, addig folytatnánk a terápiát, amíg legalább két hónapon át tünetmentes nem vagyok, az antibiotikum-rezisztencia elkerülése érdekében pedig kéthavonta változtatná a gyógyszereket. A gyógyszertárban udvariasan kérdezte a patikus a reklámszatyrot kitöltő adag láttán:

– A családnak viszi?

– Óh, nem, ez az enyém – szerénykedtem. – „Lyme-os vagyok.

–Vagy úgy – válaszolta a patikus. – Akkor ennyi nem lesz elég.

Nagyszerű, köszönöm. Egyébként voltak kétségeim, nélküle is. Hónapokon át kitenni magamat az antibiotikum okozta szövődmények veszélyeinek? Van választásom? Kell, hogy legyen. Mostanra már jó kapcsolatokat építettem ki nemzetközi szinten a Lyme-kórban szenvedő betegeket segítő szervezetekkel, így az amerikai, német, francia és angol véleményeket kikérve és a tapasztalatokat összehasonlítva döntöttünk a Cowden protokoll mellett. Még egyszer kihangsúlyozom, a kezelőorvossal egyetértésben és a felügyelete alatt.

Dr. Lee Cowden, a protokoll atyja közel 70%-os javulást ígér 2000 beteg kezelésére alapozva, szemben az antibiotikumos kezelés 40-50%-ával. A baktériumok túlélésének titka a gyors reagálóképesség, a gyógynövények azonban jóval több hatóanyaggal rendelkeznek, mint az antibiotikum. Richard Horowitz amerikai Lyme-szakorvos szintén számos krónikus betegnél alkalmazta sikeresen ezt a protokollt, olyan betegek esetében is, akiknél a hagyományos orvoslás csődöt mondott. Akut, illetve krónikus fertőzés esetén is alkalmazható.

Több fajtája ismert a Cowden protokollnak, az „olcsóbb" változat mindössze két gyógynövényből, a Samentóból és a Banderolból áll.

A Samento alapanyaga a macskakarom, ami otthon is kapható, kb. 5000 Ft. Tessék figyelni, mert gyakran összetévesztik a Maca Vibe nevű potencianövelő szerrel, aminek így 6000 Ft-ért boldog tulajdonosa lehetek. Hm.

Alkalmazása „friss" fertőzésű betegek esetében:

1) elég a Samento csepp használata.

10 csepp, naponta 3x, 60 napig (szedhető antibiotikummal együtt).

Figyelmeztetés: Herx reakció várható. Védekezni ellene elegendő folyadék elfogyasztásával lehet (min. 1,5 liter/nap) vagy Burbur detox csepp használatával (8 csepp, naponta 4x).

A kúra teljes ideje: 3 hónap.

Krónikus Lyme-betegek protokollja:

1) Samento csepp

Kezdetben 1 csepp, 1-3x naponta.

2) 15 perccel étkezés előtt kell bevenni. Növeld az adagot napi 1 extra csepp hozzáadásával, amíg el nem éred a 10 cseppet. Mindezt naponta 3x. Herx vagy nagyfokú fáradtság esetén tarts 1 nap szünetet, és csökkentsd az adagot arra a mennyiségre, ami még nem okozott panaszokat.

3) Folytasd 12,5 napon keresztül, majd tarts 1,5 nap szünetet!

4) Amennyiben sikerült gond nélkül elérni és tartani a napi 30 cseppet, következik a Banderol (2x20 csepp) 12,5 napon keresztül, majd tarts 1,5 nap szünetet!

5) Válts vissza a Samento cseppre, és innentől fogva váltogasd a kettőt, hogy megakadályozd a baktérium ellenállásának kialakulását.

6) Társfertőzések esetén (Lyme-betegek 45%-nál fordul elő) adj hozzá a kúrához Cumada cseppet is (20 csepp, 2x naponta). Használhatod a Samento vagy a Banderol cseppekkel együtt is. A kúra teljes ideje 8-12 hónap.

Condensed Cowden Support program:

Van egyébként egy „drágább", összetettebb változata a protokollnak, az úgynevezett Condensed Cowden Support program. A kúra ideje 6 hónap, az ára átlagosan 250 dollár/hó. A *Lyme kór alternatív gyógymódjai* könyv által leírt módon lehet kedvezményesen hozzájutni. Természetesen szükség lehet a hosszabb idejű szedésre is, általános tanács a kezelési időtartamra, hogy a fertőzés éveinek számával megegyező hónapig szedjük. Vagyis, ha 10 éve vagy beteg, akkor 10 hónapig, a negyedik hónapra szánt készítményekkel kezdve. Ez tartalmazza az összes ajánlott kiegészítőt illetve méregtelenítő készítményt, a követhetőség kedvéért a teljes program menetrendje az internetről letölthető, de része az első hónapot tartalmazó csomagnak is nyomtatásban. Mivel nem tudtam, hogy az internetes megrendelés során célszerű feltüntetni a kérést, miszerint Írországból postázzák a csomagot, nem kerülhettem el a vám befizetését. Nem ez okozott szívfájdalmat, hanem az ügyintézéssel járó hetek késedelme idegesített. Azóta megváltoztatták a rendelés menetét, automatikusan Európán belülről postáznak. Minél hamarabb el akartam kezdeni a kúrát. Végre sikerült, kézhez kaptam a csomagomat. Ki volt nyitva, a ragasztó feltépve, de olyan ügyesen leplezték, hogy csak átvétel után vettem észre. Az egyik kiegészítőnek nyoma veszett a számlán olvasható leltár szerint, azonban fogalmam se volt róla, melyik az és mire való. Reméltem, hogy nem fog hiányozni. Egyébként nagy félelmem és rémálmom, hogy minden darabokra törve érkezik meg, nem vált valóra, szépen becsomagoltak minden darabot védőfóliába.

Itt szembesültem a következő problémával. Fogalmam se volt, mi mire való, mikor kell szedni és hogyan. Azok a szorgos kezek, akik elcsenték a tablettáimat, magukkal vitték a kezelés menetrendjét tartalmazó füzetet. Az ügyfélszolgálat segítségével megtaláltam az internetre feltöltött másolatot, így már nem volt akadálya a kezdésnek, a saját félelmemet leszámítva. Elhiszem készséggel, hogy ez egy jó protokoll és sokaknak használt, de mi a garancia, hogy nekem is fog, főleg a Diflucánra adott reakcióm után? Mi lesz, ha allergiás vagyok/leszek valamelyik összetevőre? Ki fog segíteni rajtam, nekem?

Ezeket a kérdéseket, kétségeket a Borrelia oldotta meg, vagyis az aznapi „rosszalkodása". Elég volt magamra nézni. Nem lehet, hogy hátralévő életemet ágyban töltsem! Hol az a csomag?

A program három napos méregtelenítéssel indul. A Trace Minerals és a Burbur nevű cseppek a belső szerveket segítik, a Pinella pedig a neurotoxinok távozásában segédkezik. Nagyon erőteljesen hatottak rám, a szokásosnál jobban szédültem, azonban úgy vettem észre, a vízivás valóban segít. Szerintem vízhajtó hatása is van valamelyik cseppnek, feltétlen maradjatok mosdó közelében. Piros, viszkető kiütéseim lettek, bolhacsípés jellegű, hőemelkedés, rázott a hideg, a fejemben pedig valami „mozgott", a halántékomnál kaparászva. Kb. 4 órán át tartott ez a furcsa állapot.

Néhány alapvető szabállyal tisztában kell lenni a protokoll megkezdése előtt:

– Minden egyes használat előtt rázzuk fel az üveget.

– Üveg, porcelán vagy papírpohárban (nem lehet fém és műanyag sem) keverjük össze a cseppet (vagy cseppeket) 120 ml vízzel (ásványvíz jó, desztillált nem). 1 percet várni kell fogyasztás előtt.

– A Magnesium Malate kapszulák adagolása: 2-6 kapszula, célja, hogy legalább naponta 3-szor kelljen WC-re menni tőle. 18 nap után el lehet hagyni, ha nem jelentkezik toxinok jelenlétére utaló tünet (fejfájás, hasmenés, izom- vagy ízületi fájdalom)

– Amennyiben a Herx nagyon erős, a programot szüneteltetni kell és a panaszok megszűnéséig Burbur vagy Parsley/Trace Minerals cseppek szedése javasolt. 10 percenként vízben feloldva vagy nyelv alá csepegtetve. Utóbbit csak vészhelyzet esetén ajánlom, de inkább akkor sem, az íze valami egészen elképesztő. Nem szabad folytatni a programot, amíg a Herx fennáll.

– A program nem lesz sikeres, ha a napi min. 3 liter víz bevitele nem történik meg.

– Amennyiben Adneral kiegészítőt is szed a beteg, akkor ne vegye be túl későn az esti adagot, mert megzavarhatja a nyugodt alvást.

– A Zeolit kiegészítő a program 4. napjától a 46. napig, míg a Zeolite HP a 49. napon kezdődik.

– Kerülni kell minden lehetséges allergént, különösen a tehéntejből készült termékeket, minden kukoricával kapcsolatos terméket, szóját, földimogyorót, fehér- és feketeborsot, cukrot.

– Amennyiben az üvegen szerepel az INFUSED felirat és már nyitva van, 3-4 naponta jó erősen fel kell rázni, kb. ötvenszer, a tenyerünkhöz ütve az üveg alját. Ezt tegyük meg a csomagunk átvétele után azonnal.

– Nagyon fontos, hogy az INFUSED feliratú üvegbe kell utántölteni az azonos készítményeket, amint a negyede elfogyott már. Ebből az üvegből sohasem szabad elhasználni teljesen a készítményt.

– Tartsuk meg az INFUSED feliratú üvegeket, ha a programot folytatni szeretnénk 6 hónap után is, ne hagyjuk, hogy üres legyen.

– Legalább 2 héttel előre rendeld meg a következő havi csomagot, ennyi átfutási idő kell a kiszállításhoz, és így nem kell kényszerszünetet tartanod.

– Amennyiben a 6 hónapot követően is folytatnánk a protokollt, a 4-5-6 hónapra összeállított csomaggal tehetjük meg, nem kell elölről kezdeni.

HALLUCINÁCIÓ ÉS RÉMÁLMOK

Rossz éjszakám volt, nehezen aludtam el, óránként felébredtem valami rémisztő, horrorfilmszerű rémálomra, ha pedig visszazuhantam volna az álomba, egy furcsa, elektrosokk-szerű érzet rángatott át az ébrenlétbe. Állítólag ez tipikus Lyme, kezelés után el fog múlni. Ajánlom.

A Herx úgy gondolta, még kicsit szórakozik velem, úgyhogy ma sem tudtam bemenni a munkahelyemre, ahova a HR áthelyezett. Írtam egy e-mailt reggel az új főnökömnek, próbáltam megmagyarázni és közben szégyelltem magam, hogy megint velem van gond. Végre eljutottam odáig, hogy komolyan nekiállok akupunktúrás orvost keresni, aki segítene a méregtelenítésben és a fájdalomcsillapításban. Főleg az utóbbiban. Tűfóbia ide vagy oda. Találtam egy hosszú listát az akkreditált orvosokról, ebből válogattam ki az ázsiai nevűeket és a közelben lakókat, végül azokat, akiknek weboldala van, így maradt három.

A rémálmokról és hallucinációról ugrott be egy tavaly nyáron játszódott vérfagyasztó közjáték. Éppen porszívóztam a nappaliban, amikor látom, hogy besétál az ajtón egy számomra vadidegen férfi és felém tart. Megfagyott a vérem. Elég nagy a nappalink, így több gondolat átfutott a fejemen, amíg megtette a tőlem elválasztó utat. Ki lehet ez a férfi? Hogyan jött be? Nyitva hagytuk vajon az ajtót? A párom engedte be? De akkor hol van a párom? A férfi közben odaért hozzám, én kiegyenesedtem és az arcába néztem, hogy megszólítsam. Ebben a pillanatban szétpukkadt a szemem láttára. A porszívó kirepült a kezemből, ugyanis jókora lendülettel elhajítottam. Ezzel egy időben üvöltöttem egy hatalmasat, a párom berohant a szobába. Fél órán át felváltva bőgtem és nevettem, hiszen, ami történt, nem lehetséges. Megbolondultam? Vagy szellemet láttam?

Közben a hallucinációk folytatódtak, bár meglepetést nem okoztak. Csak a kezdet nehéz. Általában kimerültek az ágyam mellett üldögélő csuklyás alakban – én csak Halálnak hívom, micsoda előítélet –, vagy a redőnyön sétálgató, kaszával felfegyverkezett csontvázakban. Tegnapig. Későn feküdtem le, vártam, hogy a Diflucan összes lehetséges mellékhatása rám törjön, illetve elmúljon, mindezt a nyugodt alvás érdekében. Fél kettőkor javában szundiztam, amikor azt látom, hogy a plafon ereszkedni kezd, és egyre közelebb jön. Tágra nyitottam a szemem és vártam, hogy megálljon, hiszen nem álmodom. Nem állt meg. Amikor már csak fél méterre volt, kirohantam a szobából. A párom pár perc múlva leellenőrizte, mondanom sem kell, hogy a helyén volt. Itt lett elegem. Nyomozzunk kicsit.

Azt már tudtam, hogy a Bartonella közvetlenül az elalvás előtti fázisban hallucinációkat produkál, alvási fázisban rémálmokat. Ezt tanúsíthatom magam is, hiszen jó 5 éven keresztül rettegve aludtam el, szörnyű dolgok történtek velem álmomban. Időközben agykontrollal elértem, hogy ébredésem pillanatában azonnal elfelejtkezzem az álmaimról, így nem kísértenek napközben. Ma már csak hallucinálok. Haladás.

Ezzel nem vagyok egyedül. A neten számos hasonló történet található. Közös jellemzőjük, hogy hajnalban kezdődnek pánikrohammal. A beteg felébred a hallucinációra/rémálomra és képtelen visszaaludni reggelig. A kérdés azonban mindenkiben felmerül – a Lyme csinálja ezt, vagy kezdek megőrülni?

A Columbia Egyetem végzett kutatásokat a témában. Arra jutottak, hogy a késői Lyme-stádiumban lévő betegek „hajlamosak" becsukott szemmel színeket, képeket, embereket látni. A rádióban hallott zene órákkal, napokkal később is visszhangzik a fülükben. Volt olyan betegük, aki időről időre a kezeit látta növekedni, ő már rutinosan megkérdezte a férjét.

Rendkívül gyakori a mély depresszió, az öngyilkosságról való gondolatok (főleg babesiosis esetében), a hangulatváltozás, személységváltozások, mániás depresszió, tanulási nehézség, pánikrohamok, „megszállott" viselkedés, ezért a pszichológusok, pszichiáterek könnyen félrediagnosztizálnak. Egy 2004-es európai tanulmány kimutatása szerint a vizsgált pszichiátriai kórházi betegek közel fele Lyme-pozitív volt.

Mi alapján gyanakodhatunk Lyme által kiváltott pszichiátriai betegségre? Ebben az esetben a beteg tünetei nem illenek bele egyetlen egyetemi tankönyvbe sem. Nincsenek figyelmeztető jelek a korábbi évekről és a családban sem fordult elő hasonló. A tünetek jellemzően ciklikusan jelentkeznek. A betegek nem reagálnak a másoknál bevált gyógyszerekre. Gyakran fizikai leírással magyarázzák el a tüneteket, például „Egy fal van az agyamban, és nem tudom előhozni tőle a gondolataimat." Ez a gyulladásból ered, ami érinti az agyat és emiatt a kognitív funkciókat is.

A beteg állapota általában romlik, amikor a Lyme-baktérium növekedési fázisban van. Gyakran társul fizikai fájdalommal, fáradtsággal, izom- és ízületi fájdalommal, fejfájással. Stressz közrejátszhat, kiválthatja. Családi problémák, az állásuk elvesztése, bármilyen érzelmi megterhelés, műtét, autóbaleset vagy egy erősebb influenza a padlóra küldheti ezeket a betegeket, ezért különösen fontos a pihenés és a kímélő életmód.

Némely beteg verbálisan változik „rossz" irányba, mások elveszítik magabiztosságukat és visszahúzódóvá válnak, nem élnek társasági életet. Amennyiben nem hozzáértő orvos kezeli a beteget, könnyen hallhatunk ehhez hasonló megjegyzéseket: „Korábban nem voltál ilyen, tele voltál élettel!", vagy „De hát meg se próbálod!" Gyakran vezet családon belüli erőszakhoz a személyiségváltozás és adott esetben gyilkossághoz is. „Ez olyan, mint amikor gyufát dobnak a gázolajra" – magyarázza a szakember.

A megoldás? Megint csak az orvosokon múlik. Javaslat a Lyme-kór szűrése (nem ELISA-teszttel), nem kerül semmibe a pszichológusnak/pszichiáternek. Amíg nincsenek „képben" a szakemberek vagy legalább egy kis százalékuk, addig remény sincsen arra, hogy a pszichiátriai tüneteket produkáló Lyme-beteg megfelelő elátásban részesüljön. Majd bezárják a diliházba, ahol mindent megkap, az antibiotikumot kivéve.

ANNYI NEKEM

Jól érzem magam a munkahelyemen, ahova végül eljutottam. Végre már nem kell állandóan elmagyarázni, mit jelent a Lyme-kór. Megoldottam a problémát, mielőtt probléma lehetett volna belőle, körbeírtam a kollégáimnak egy e-mailt, amiben elmagyaráztam a betegség lényegét, az ezzel járó következményeket. Hogy ne unatkozzam, és ne bízzam el magam, hazafelé sikerült elvesznem az irodaházban. Azt hittem, máshol vagyok, nem ott, ahol voltam, pedig valahol sejtettem, hogy ott vagyok, ahol vagyok és nem ott, ahol lennem kéne.

Nem tudom, hogy a Flagyl ütött-e ki ennyire – az első tabletta után közel 2 óra hosszat nem tudtam mozdítani a karomat a fájdalomtól – vagy az influenza. Mindenesetre fél nap munka után ismét ágyban, a kézremegés visszatért, a szívem ugrál, fáj a torkom és lázas vagyok. Az orvos szerint ez lehet tipikus Herx reakció a gyógyszerekre. Vagy nem. Itt semmi sem garantált.

AKUPUNKTÚRA

Ide is eljutottunk. Megjegyezte a párom nemrég, mekkora haladást tettem a tűfóbiám leküzdése felé. Már nem kell körbekergetni a laborszobában, mint régen, hanem a következő figyelmeztetéssel: „Ájulós és hisztis vagyok!", magamtól odaadom a karomat és csupán kétszerháromszor kell rám szólni, hogy ne rántsam állandóan vissza. Azért az intravénás kezeléstől továbbra is tartózkodom.

A következő lépés, amit hajlandó vagyok megtenni, az akupunktúra. Semmit sem tudok a témáról, azon kívül, hogy tűkkel szurkálnak majd. Mivel számomra fontos volt a lenyomozhatóság, olyanokat kerestem, akik regisztrált tagjai voltak az országos akupunktúra szövetségnek és a nevük előtt a dr. cím állt. Nehezebbnek tűnt, mint gondoltam a választás. Az egyik nem értette, mit tudna tenni Lyme-ügyben, a második nem válaszolt az e-mailre, a harmadik nem vette fel a telefont, a negyedik külföldre költözött. Kezdtem feladni, amikor kérdésemre válaszolva az egyik azonnal adott időpontot. Igen, kezel Lyme-ot. Ráadásul kínai. Nem mintha nem bíznék a nyugati orvoslásban, de azért nem árt egy kis erősítés. Nem tudtam, hogy rettegjek vagy örüljek. Csak azok a tűk ne lennének.

Eljött a NAGY nap. Megtörtént. Túléltem.

A vizsgálat első részében le kellett feküdnöm egy ágyra, majd a hátamon pontokat nyomkodva az iránt érdeklődött a doktor, hol fáj. Sehol. Kis naiv. Folyamatosan kérdezgetett, és ahogyan teltek a percek, rá kellett jönnöm, hogy valójában itt is fáj, ott is fáj, sőt, lassan egyszerűbb lesz megmondani, hol nem. Esetleg az orrom hegye. Vagy várjunk?!

Ezután köpölyöztünk. Ez egy ősi kínai technika, melynek során vákumos poharat helyeznek a bőrre, ami magába szívja a bőr és a felszíni izomzat lokális részeit. Egyes esetekben a poharat lehet mozgatni a szívóhatás kifejtése közben is, így a hatás nagyobb területen is kifejthető. Ezt a technikát sikló köpölynek nevezik. Rendkívül fájdalmas mutatvány. Zárásképpen kipróbálhattam a guashát, a délkelet-ázsiai népi gyógyászati módszert, melynek során egy lapos kődarabbal a bőrt kapargatta az orvos azzal a céllal, hogy ezzel feloldja a belső stagnálást. Utóbbi eredményeképpen a hátam kék-lila színekben pompázik, a kínait idézve: „Színes"

Térjünk vissza a tűre. Most csak „alapoztunk", ezért összesen hetet használt. Azzal kezdte, hogy hasba szúrt. Ez a tudat meglehetős sikerrel vette el a figyelmemet addig a pontig, amíg mindkét kezemet át nem szúrta. Majd még négy tű landolt a lábamban. Ennél a pontnál a fejemhez helyezett egy konyhai időmérő eszközt, hasamra kapcsolta a lámpát és elment ebédelni. Közben ellazítandónak szánt zenét hallgattam a falra szerelt hangszóróból, ami leginkább Télapó száncsengőihez hasonlított. Próbáltam elvonatkoztatni a gondolattól, hogy mik állnak ki belőlem, amíg a felmentő sereg el nem távolította. Borzasztóan fájt amúgy. Kiszedni könnyebb a tűt, mint belém szúrni, és az valóban fájdalommentes. Persze nem nekem kellett kiszedni, mire odanéztem, a kezében volt az összes. Kiengedhettem a levegőt.

Olvastam fórumokon, hogy az első kezelés alatt sokan sírva fakadnak. Ilyenkor nem elszomorodnak, inkább egyfajta hatalmas megkönnyebbülés-féleség uralkodik el rajtuk. Velem szintén megtörtént, a legelső percben, ahogy a kínai elhagyta a szobát. Aha, gondoltam, erről már hallottam, majd a zsebkendőért nyúltam, hogy orrot fújjak. Mindezt a tűvel a kezemben. Megfogni már nem sikerül a belehasító fájdalomtól. Erre csakis egy módon lehet reagálni. Nevetéssel. Aha. Gratulálok. Elfelejtettem a hasamból kiálló tűket. Nem sokáig. Ez fáj! Ezen még jobban röhögtem, amitől még jobban rázkódtam, amitől még jobban fájt, amitől még jobban röhögtem, amitől még jobban rázkódtam, amitől még jobban fájt...

Végül túléltem, befejezésként a kínai közölte, hazatérve igyak meg legalább két liter meleg vizet. Ugyanis ő nem hozott ki toxinokat, azok majd kijönnek a „pipivel", csupán odairányította őket. Mit éreztem kezelés közben? Az első 10 percben semmit, azon kívül, hogy próbáltam elvonatkoztatni a tűktől és a száncsengőtől. Később a hasamban gyűlt össze egy forró, körforgásszerűen émelygő nyomás, amiről azt hittem, képzelem, de be kellett látnom, hogy nem, valóban hányni akarok. Problémás lett volna a kivonulás sündisznónak öltözve, így ettől eltekintettem. A záró pillanatokban, percekben a kezeim kezdtek remegni, rángatózni, nem erőszakosan, inkább finoman megmegrebbentve az ujjaimat. Hát nem tudom. Meglátjuk a jövő héten, a következő alkalommal. Az azonban biztos, hogy vigyorogva és tánclépésben ugráltam ki az ajtón, a korábban beborító agyi ködöt magam mögött hagyva. Nemcsak hogy betegnek nem néztem ki, nem is éreztem magam annak.

Más kérdés, hogy leszakad a (kék-zöld) hátam, de hát este 11 van, és egészen eddig egy kávézóban ülve beszélgettünk egy baráttal. Hat hónapja voltam erre képes utoljára. Első nap akupunktúra után.

Másnapra kelve jött a feketeleves. Nem hajlik a térdem. Egyébként biztosan hajlana, de inkább nem feszegetem. Külsőre nem látszik semmi, nem dagadt fel, nem piros, csak szörnyen fáj. Pár napja mondtam a páromnak, hogy inkább lennék sánta, mint félhülye zombi a gyógyszerektől. Sikerült.

Kivételesen jól aludtam, és mindössze egy darab takaróra volt szükségem a korábbi négy helyett. Melegem volt 20 fokban. Melegek voltak a végtagjaim. Hihetetlen. Majd a fűtésen megspóroljuk a kínai díját.

ÚJRA JÁROK

Úgy tűnik, a tegnapi krízis a tegnappal együtt megszűnt. A hátraha-
gyott nyomokból következtetve és az orvos diagnosztizálását követően
valószínűsíthető, hogy a térdemben ment szét egy-két ciszta, emiatt
lettem járóképtelen 24 órára. Kérdés, hogy a Flagyl vagy a kínai hatá-
sára? Vagy azért, hogy még véletlenül se tudjak elmenni az év eleji
kiárusításra? Január közepe, és bár csupán napi 4 órát töltök el az iro-
dában, ma részt veszek az első értekezletemen. Nagyszerű benyomást
tettem, ültem, mint a sült hal és próbáltam nem leesni a székről. Miről
volt szó? Fogalmam sincs. Majd megkérdezek valakit. Délután odajött
hozzám egy kolléga, mondta, hogy látta rajtam, mennyire rosszul vol-
tam. Na, legalább valaki.

Egyébként sokat segített volna, ha az éjszakát kivételesen alvással
töltjük. Hajnalban jött a szokásos „infarktus", próbáltam felébreszte-
ni a páromat, de mivel minden éjjel előadom a hattyú halálát, ezút-
tal nem sikerült felkeltenem. Annyit azért kinyögött visszaalvás előtt,
hogy ne parázzak, csak Herx-ezem.

2 HÉT BETEGSZABI, MEGINT ÁGYBAN FEKSZEM

Január vége. Pár napja megjegyezte az egyik kollégám, mennyire furcsa, hogy azt mondom, rosszul vagyok, mégis állandóan mosolygok, nem látszik rajtam semmi. Jólesett a megjegyzése, ez azt bizonyítja, valóban a „félig tele van a pohár" embertípushoz tartozom. Nyavalyogni lehet, de minek? Kinek segít?

Péntek reggel az akupunktúra második felvonása jött el, a kínai doki szemlátomást örült nekem, így én is örültem neki. Azzal kezdte, hogy belevágott a térdhajlatomba két tűt és nekiállt volna köpölyözni, ha nem ugráltam volna. Az egyik tű azonban akkora fájdalmat okozott, hogy nem tudtam nyugodtan feküdni. Szegény kínainak össze kellett szedni a tudományát. Egy jó órát dolgozott rajtam, a kezelés végén kettős látással mentem ki az utcára. Elég vicces volt, szerencsére elmúlt 10 percen belül. Saját megnyugtatásomra utánanéztem, valóban fáj-e az akupunktúra. 66% szerint igen, úgyhogy nem vagyok egyedül.

Estére – a kínai ígéretéhez híven – halál közeli állapotba kerültem, ami eltartott szombat reggelig. Deréktól lefelé ólomlábakon vánszorogtam. Kemény küzdelem volt, próbáltam nem belehalni. Gyors közvéleménykutatás a Lyme csoportban, azok, akik szintén akupunkturás kezelésben részesülnek, meghökkentően azonos érzésekről számolnak be. Megnyugszom, nem vagyok egyedi eset.

Kiírtak újabb két hétre betegszabadságra, ami akkor túlzásnak tűnt, most remélem, hogy elég lesz. Kínos a munkahelyem miatt, de nem tudok mást csinálni. Megjött a Mycoplasma és a Bartonella eredményem is, mindkettő pozitív.

MORGELLONS-BETEGSÉG ÉS A LYME

Lassan ott tartok, hogy hálás lehetek a viszonylag komplikációmentes Lyme-kórért, ugyanis az amerikaiaknak szembe kell nézniük egy másik rejtélyes betegséggel. Ezt a betegséget mindössze 2014-ben ismerték el hivatalosan Amerikában, korábban az ebben szenvedőket pszichiátriára irányították. Egyes becslések szerint ez világszerte – Európát is beleértve – közel 100 000 beteget érint.

És ami a leginkább megnehezíti az orvosok dolgát: a laboratóriumi és röntgenleletek még ilyen esetekben sem mutatnak ki gyulladást vagy elváltozást az izmokban, illetve az ízületekben!

A tünetek gyakorlatilag megegyeznek a Lyme-kór tüneteivel.

A Morgellons-betegség tünetei

Fej: dudor, csomók, „csatornák" a fejen, fejfájás

Agy és személyiségváltozások: memóriazavar, „köd", nehézkes gondolkodás, nehezen ugranak be a szavak, csúnya írás, rossz helyesírás, koncentráció romlik, ADD/ADHD, hangulatváltozás, dührohamok, szexuális vágy elvesztése, hirtelen jött közömbösség olyan dolgok iránt, amik korábban érdekeltek, depresszió, kreativitás elvesztése, neurológiai problémák, kétbalkezesség, botladozás járás közben, nehézkesebb beszéd

Haj: a haj merev, száraz, törékeny, a normális hajszálak helyére drótszerű, kezelhetetlen haj nő, a haj tapintása és színe változhat, ahogyan drótszerűvé válik, hajhullás, a kihullott haj tövénél apró, ragacsos anyag

Látás: beúszó foltok a szemgolyó felületén, látásélesség elvesztése, „homok ment a szemembe" érzés, fényérzékenység, farkasvakság, a szempillák kihullanak, helyükön a szőrzet drótszerű

Fül: viszketés, mintha mászkálna valami a fülben, „cseng a fülem", zúgás, a sinus száradása miatt a fülek eltömődnek, belülről növő, erős szőrzet a fülben

Orr: allergia vagy arcüreggyulladás, ragasztószerű orrváladék, hamar száraz és extra kemény anyaggá áll össze, változó minőségű szaglás, orrlyukakon fájdalmas pattanások, orrlyukakban erős szőrzet

Száj és torok: érzékeny fogak, a fog meglazul vagy kiesik, fájó vagy csiklandozó torok, köhögés, mintha visszajönne az étel, romló ízlelés

Bőr: mintha láthatatlan bogarak mászkálnának a bőr alatt (ez a Bartonellára is erősen jellemző, nem kell megijedni!), csípés-, harapás-, szúrásérzet, heg/var/bőrkeményedésszerű elváltozások, amiket nehéz eltávolítani, „fekete kristályok" a bőrön, kemény, homokszerű, drótszerű haj nő ki a bőrfelületen.

Február

AKUPUNKTÚRA 3.

Mivel gyakorolni kell a testmozgást, javítani a fizikai állapotomon, orvosi tanácsra a bevásárlóközponton át sétáltam haza. Na, jó, bevallom, ő csak a sétát javasolta, kifogást viszont nem emelt a helyszín ellen. Nem lehetett nem észrevenni, hogy még a két bottal járó hetven éves nénikék is beelőznek. Hiába, a tempóm halálos. Hosszú volt az utca, a felénél le kellett ülnöm, szabad pad persze sehol, minden tele tinikkel. Minek üldögélnek ezek! Van lábuk! Esküszöm, ha valaha képes leszek rendesen állni, járni, soha többé nem ülök le! Kényszermegoldásként beültem egy kávézóba, kicsit összeszedni magam. A pénztárnál kifizettem a zsetont, megtaláltam a kávégépet, elolvastam a használati utasítást, ami arra szólított fel, hogy dobjam be a készülékbe a fizetőeszközt, majd válasszam ki a kapucsínómat. Volt némi hiányérzetem, de csak akkor jöttem rá, hogy miért, amikor már a tej és a kávé jelentős része eltávozott a lefolyón. Poharat ugyanis nem tettem be alá. Ügyes.

Hazatérve elővettem az elhanyagolt Rife gépet és kipróbáltam néhány új frekvenciát. Valamit érzek, legalábbis mintha rosszabbul lennék tőle, ezért struccpolitikát követek és használat után gyorsan visszacsomagolom a dobozába. Jelenleg van elég túlélnivalóm, az antibiotikum, mellé a Cowden protokoll, na és persze a kínai, aki ismét dolgozott rajtam egy teljes órát. Egyáltalán nem fájt a kezelés, viszont rám jött a „Lyme-öt perc" a szokásos rángatózás képében, ami valóban kb. 5 percig tartott, és a dokira a frászt hozta. Hiába mondtam neki, hogy a Lyme rángat és majd elmúlik, nem mert kimenni a szobából. Rendes ember.

HEPATITIS ÉS A LYME

Egy 2003-ban publikált cikkben a Hepatology Journal című tudományos lap 115 betegen elvégzett tanulmányt ismertetett, akik közül mindegyik beszámolt kullancscsípést követő bőrpírról. Több mint 40%-uk tesztje mutatott ki legalább egy abnormális májfunkciót, 27% legalább kettőt. A második fázisban járó Lyme-betegek 66%-a mutatott emelkedett májértékeket. Ekkor lép át a szövetekbe a vérből a betegségért felelős baktérium és a betegség krónikussá válik.

„Lyme-hepatitisz a betegek 15-20%-ánál lép fel" – mondja Dr. John Bleiweiss Lyme-specialista. Ilyenkor a máj gyulladásos állapotba kerül, vagyis nem tudja ellátni az alapfunkcióját, a toxinok kiszűrését a vérből. Amikor a toxinok mennyiségét már képtelen kezelni, különféle májbetegségek alakulhatnak ki. A máj működése lelassulhat, ez sárgaságot okozhat (bőr és szemek), további árulkodó tünet az erős viszketés és a hányinger.

<u>Kezelés</u>

Mivel a Lyme-betegség által okozott májproblémák létezése tudományosan nem bizonyított, a kezelés főként a tünetek enyhítéséből áll, nem hatol le a gyökerekig. Hepatitisz A esetében az öngyógyulás a leggyakoribb, ezért nincsen kiegészítő kezelés. Az egyetlen tanács, amit Dr. Bleiweiss adni tudott, az a vény nélkül kapható máriatövis készítmény ajánlása volt.

SERRAPEPTASE

Ha egyszer valaki azt mondja nekem, hogy selyemhernyókból kivont enzimeket fogok szedni naponta kétszer, hát isten bizony földhöz vágom. Na, jó, legalábbis kinevetem. Teljesen véletlenül a napokban tudtam meg, hogy márpedig megtörtént, még ha tudtomon kívül is. Része a Cowden protokoll csomagjának, aminek 40. napjánál tartok immár. Fedőneve Serrapeptase. Ízületi gyulladásokra/fájdalomra, szívproblémákra, SM-re ugyanúgy ajánlott, mint tüdővel kapcsolatos egészségügyi problémákra, májtisztításra, ciszták kezelésére, biofilm feloldására, magas koleszterinszintre, gyulladás által okozott fejfájásokra és migrénre. Állítólag megöli a Bb-t, a Candidát és egyéb „barátságtalan" bacikat. Képes lebontani az elhalt szöveteket az épen maradottak sérülése nélkül.

Nem tudom megmondani, nálam mitől múlik az ízületi és izomfájdalom, de az biztos, hogy decemberben sokkal rosszabb volt az állapotom. A legjótékonyabb hatását mégis abban látom, hogy „felmelegíti a kezemet", vagyis valahogyan befolyásolja a testhőmérsékletemet és rendezi a vérnyomásomat. Valahol olvastam, a mikrokeringés javításával juttatja be az antibiotikumot a legeldugottabb kis erekbe. Elképzelhető. Szóval ne kukacoskodjunk tovább, próbáld ki!

Alkalmazása: 1-1 kapszula legalább fél órával étkezés előtt, reggel és este.

„MEGHALOK" HÉT VAN

Megint itt tartunk. Gyakorlatilag térden csúszva másznék el a kínai akupunktúrás orvosomhoz, hogy csináljon valamit, bármit, nem bánom, akárhány tűt kell belém szúrnia. Jelentős fejlemény, tekintve, hogy múlt héten még reklamáltam a tűk száma miatt.

Nem tudom, mi történt. Hétfőn jógáztam 20 percet. Aztán kezdődött a vesémmel. Alhasi fájdalom csatlakozott hozzá. Elviselhetetlen már-már. Másnap átváltott a májamra. Ma egész nap a szívem fájt és a tarkóm. Az egész nap annyiban túlzás, hogy nemigen vagyok/voltam ébren a héten, ezért is furcsa, mikor lett csütörtök. Aludni rosszul alszom, a „na, most meghalok" érzés nem hagy el hosszú időre. Talán elárul valamit, ha megsúgom, azon gondolkodtam az éjszaka, vajon van-e értelme mentőt hívni, hiszen a kórház egyszer már leszerepelt Lyme-ügyben. Fogalmuk sem lenne, mi a bajom. Ahogyan senkinek sincs, nekem sem.

SZÁMVETÉS

Ma 5 hónapja élek ebben a rémálomban. Nem tudom megmondani, hogy a kezem és a lábam mitől remeg folyamatosan, majdnem lehetetlenné téve a gépelést. Talán a 60 napos antibiotikum, talán a reggeli akupunktúra vagy a 3 napja kezdődött májtisztító kúra? Drogelvonón érezhetnek így. Aztán az is lehet, hogy reggelre meghalok.

Láttam 15 orvost, akik levettek 56 cső vért. Lett 4 pozitív és 1 negatív Lyme-tesztem. A lumbálásom eredményét a mai napig nem kaptam meg, csak a számláját. Sokkoltak páran SM-diagnózissal.

Elbuktunk egy várva várt nyaralást. A főnököm és néhány közvetlen kollégám szerint titkolt idegösszeomlásom, mélydepresszióm volt a hosszúra nyúlt betegszabadság alatt. Bár nem nagy veszteség, ez az állásomba „került", mivel „megbízhatatlan vagyok". Ezt be is bizonyítottam az új helyemen, pár nap munka után ismét betegszabadságra mentem.

Számtalanszor vágták a fejemhez, hogy hipochonder vagyok. Beképzelem. Hiszen a Lyme olyan, mint a nátha. Simán ki lehet belőle gyógyulni. Két doboz antibiotikum mindössze. És nem is látszom betegnek.

A NAP HÍRE – KÁVÉS BEÖNTÉS

Nógattak egy ideje a külföldi Lyme-os barátok, hogy próbálkozzam meg vele. Olyan országokból, ahol ez nem „ciki". Előre megvettem a beöntő szettet (ilyenkor örülök, hogy anonim vagyok), bátorságom azonban nem volt kipróbálni. Amíg el nem értük a rosszullét egy olyan fokát, amit már nem lehetett kibírni. Vagy abbahagyom az antibiotikumokat, vagy teszek valamit a méregtelenítésem érdekében. Az utóbbit választottam. Jelentem – túlélhető.

Megosztom a receptet: 3 evőkanál finomra őrölt, organikus kávét öntsön 1 liter szűrt, forralt vízbe. 3 perc forralás után takarja le az edényt és lassú tűzön főzze tovább további 15 percig. Az elpárolgó vizet töltse fel meleg vízzel, hogy a folyadék 1 liter legyen. Hagyja lehűlni testhőmérsékletre.

A fenti recept egyébként a Gerson terápia során alkalmazott beöntésen alapul. Amennyiben hajlamosak vagyunk elszakadni a kultúránk okozta beidegződésektől, akár segíthet is a méregtelenítésben ez a módszer. Lépései:

A készüléket jól mossuk át 60-70 fokos vízzel, ügyelve, hogy a műanyagot ne forraljuk ki!

Öntsük a tartályba a kávéval kevert folyadékot. Igyekezzünk a végbélnyílásunk fölé legalább 80 cm-rel erősíteni, pl. zsineggel a tartályt, és a csapocskát kinyitva várjuk meg, amíg a levegő eltávozik a csőből, és megjelenik a folyadéksugár.

Feküdjünk le, húzzuk fel lábainkat a mellkasunk irányába.

Kenjük be semleges krémmel a végbélnyílásunk, és az irrigátorcsövet is, majd mintha székelnénk, nyomjunk, és ezenközben vezessük be az irrigátorcsövet kb. 7-8 cm-re, majd a csapocskát nyissuk meg. Minél magasabban van a tartály, annál gyorsabban távozik belőle a folyadék.

Érezni fogjuk, *ahogy a langyos folyadék beáramlik a végbélam-pullánkba. Amennyiben a székelési nyomás erősödik, lélegezzünk mélyeket. Ha székelési ingert érez, a tartályt helyezze alacsonyabb-ra, vagy zárja el a csapot, amíg az inger megszűnik. Próbálja a tel-jes kávémennyiséget a végbélnyílásán a bélrendszerébe juttatni és tartsa benn kb. 12-15 percen keresztül.*

ELSŐ NAP A MUNKAHELYEN AVAGY „HÓLI SITT"

Ordítottam fel a folyosón, a szembejövő kolléganőm rémületére, kezemet a vesémre tapasztva. A lány megállt velem szemben és néztük egymást. Ki-ki a saját tempójában várt, én arra, hogy kihúzzák a nagy-mést az oldalamból, ő pedig valószínűleg a fejleményekre. Ennyiben maradtunk, pár perc múlva káromkodás nélkül ugráltam ki az iro-dámból, széles mosollyal az arcomon és bejelentettem: Vége!

Az elmúlt napokban sűrűn előforduló jelenet ez, az éjszakákról nem is beszélek inkább. Órákat alszom csupán a rosszullétektől. Hol van az a pont, amikor már nem Herxnek kell hívjam, hanem valami vég-leges és visszavonhatatlan vese/máj/egyéb szervi károsodásnak? A vérnyomásom alacsony, a pulzusom szörnyen magas. Előbb vérezni kezdett a szájpadlásom. Aztán a kézháton piros kiütések jelentek meg. Szédültem, alig vitt be a lábam, lerogytam az első székbe. Azt hittem, vége, de a feketeleves később kezdődött, pár óra elteltével. „Ez a vég" – gondoltam, miközben próbáltam felnyüszíteni a páromat. Nem sok sikerrel. Összesen rángatni tudtam, aztán rángatóztam magamtól is és nyugtáztam, hogy új tünetem, a légszomj, nem kitaláció.

STROKE ÉS LYME

Kezdett gyanús lenni, hogy nálam sohasem egyszerű művelet a vér levétele. A szúrás része már megy, vér azonban nem jön. Ehelyett hallgathatom a „ne stresszeljen ennyire" vagy a „mennyit ivott ma" tanácsokat. Elegem van abból, hogy megint tűpárnának használtak. Beírtam a keresőbe, hogy sűrű vér és Lyme-kór. Mindezt angolul természeten, itthon várhatunk pár évtizedet a sikeres találatra.

Hoppácska. Nem vagyok egyedül.

Látom, hogy sokan „lövik" magukat heparinnal, mások megelégszenek a serrapeptase szedésével. (Orvosi javaslatra.) Maradok az utóbbinál.

Fedőneve: Hypercoagulation.

Egyesek szerint a Lyme kedvenc „taktikája", így éri el a baci, hogy a szerveink ne juthassanak hozzá a megfelelő tápanyaghoz, működésük így nem lesz optimális. Az antibiotikum ellen is megfelelő védelmet nyújt.

Egy 1990-es New York Times cikk szerint két neurológus kapcsolatot talált egy 20 éves férfibeteg által elszenvedett stroke és a Lyme-kór által okozott meningitis között. Tizenegy hasonló esetet Európában is dokumentáltak.

A Stroke magazinban közzétett tanulmányban a washingtoni Walter Reed Army Medical Center neurológusai azt javasolják, hogy a megmagyarázhatatlan eseteket Lyme-kórra is teszteljék.

„Nem az az első eset, amikor összefüggésbe hozzák egymással a stroke-ot és a Lyme-kórt" – mondja Dr. Eugene F. May, aki szerzőtársával, Dr. Bahman Jabbari-val együtt készítette el a publikációt. „Ez a szindróma nem igazán ismert."

A neurológusok régóta gyanakodtak a stroke és a Lyme-kór közötti összefüggésre. „Évek óta kutatják" – nyilatkozta Dr. John J. Halperin, a State University of New York-tól. „Valószínűleg ez a legjobb dokumentációnk eddig." Dr. Andrew Pachner, a washingtoni Georgetown University Medical Center neurológusa is valószínűsíti, hogy kezelt már hasonló kórtörténetű betegeket. „Valószínűleg gyakoribb, mint gondolnánk" – mondta.

Dr. May és Dr. Jabbari egy 20 éves katona esettörténetét írja le, aki 1989-ben Németországban állomásozott és visszatérő fejfájásról panaszkodott. Márciusban enyhe stroke-ot szenvedett el, majd egy újabbat áprilisban. A vizsgálatok során kimutatták, hogy kullancscsípés által előidézett meningitisben szenved, ami közismert szövődmény. Mivel az orvosok semmilyen más magyarázatot nem találtak, valószínűsítették a kapcsolatot. Az antibiotikumos kezelés hatására nagyfokú javulás jelentkezett.

2015. elején a Science Daily publikált egy esetet, amiben a főszereplő, diszkóból hazatérő 16 éves beteg stroke tünetei valójában Lyme-kórt fedtek. Mivel a CT vizsgálat sem erősítette meg a stroke elméletet, gerincvizet vettek, az emelkedett fehérvérsejtszámból pedig neuroborreliosisra következtettek, és megkezdték az intravénás antibiotikumos kezelést. Sikeresen.

DR. JAMES SCHALLER: MIÉRT NEM HASZNÁL A KÚRA?

Örömmel látom, hogy nem csak minket, betegeket foglalkoztat a kérdés, miért nem használ a gyógyszeres kezelés, miért nem javul az állapotom, mit tehetnék hozzá, hogyan segíthetnék az orvosomnak, hogy ez ne így legyen, hogy elmozduljunk valamerre. Lehetőleg a javulás irányába. Dr. James Schaller gondolatai következnek.

„A betegeim átlagosan 10-50 belgyógyászt keresnek fel, mielőtt rám találnak.

Az alábbiakban listázok pár megfigyelést arról, mi okozhatja a kezelés sikertelenségét.

1. A betegek és egészségügyi dolgozók jelentős része képtelen a Western blot-teszt értékelésére. Amenyiben a szóban forgó személy pozitív egy „bandra", Lyme-kórban szenved. Ezek a specifikus kötések: 18, 23, 25, 31, 34, 39, 83 vagy 93. A vizsgálatot végző labor lehet gyenge felszerelésű. Ha valamelyik band pozitív, akár csak egyszer is, akkor fennáll a Lyme-kór. IGeneX készíti a világ legjobb Wb tesztjét, rajtuk kívül senki sem fektetett bele egy megbízhatóbb teszt előállításba. Amennyiben a kezelőorvosa ELISA-tesztet javasolna, a legjobb, ha más orvoshoz fordul. Az ELISA csapnivaló és következetesen negatívra tesztel olyan betegeket, akiknek az esetében a PCR pozitívnak bizonyul.

2. 10 évig tartó kezelés nem elfogadható. Ha évekig használnak intravénás kezelést, ez azt jelenti, a kezelőorvos az 1990-es években divatos megközelítést alkalmazza. Ezek a kezelések a tüneteket szünteti meg a fertőzésért felelős baktérium teljes kiirtása nélkül.

3. Bizonyos kezelések egyszerűen használhatatlanok. Ilyen pl. az oxigénbáros terápia. Saját magam finanszíroztam egy kutatást Lyme, Babesia, Ehrlichia és Bartonella esetében. 120 kezelés után

2,4-es nyomáson – 90 perccel számolva – valamennyi beteg esetében kimutatható maradt a fertőzés. A tapasztalatokat megbeszéltem a néhai Dr. William Fife-fal és a HBOT területén kutató Dr. Robert Lombarddal is. Szeretem ezt a kezelést számos betegség esetében, de nem kullancs okozta fertőzéseknél.

4. Az új kutatási eredmények figyelmen kívül hagyása. Számos könyvet publikáltam a Lyme-kórról. Ezeket a Lyme-ra specializálódott orvosok csak több éves késéssel vásárolják meg.

5. Az egészségügyi dolgozók „próféta" hite egy-egy Lyme-szakorvosban. Nem létezik tökéletes szakértő. Némelyik hasznos infóval szolgál. Senki sem tévedhetetlen.

6. Számos orvos kérdezte a javaslataimat, tapasztalataimat. Legtöbbjük maga is Lyme-kórban szenved. A tanácsom: hagyják abba a saját kezelésüket és végezzenek el egy rendkívül drága laborvizsgálatot. A legtöbb elutasította az ötletet. Amit megtanulhattak volna a saját bőrükön, felhasználhatták volna a betegeik gyógyítására is.

7. A mostani kezeléseket nem kíséri gyógynövény vagy cisztaellenes kiegészítő. A leggyakoribb Babesia-kezelés 750 mg Mepron napi 2-szer. A Babesiára ható gyógynövény az artemisinin vagy artesunate. (hepapro.com) egy kapszula naponta 3-szor. Valamennyi kezelés ezek nélkül hatástalannak bizonyult.

8. A Bartonella kezelések mindegyikénél hiányzik az utólagos beteglekövetés. Arra jutottam, hogy a Levaquin, a Rifampin, a Zithromax, a Doxy, a Mycobutin, a Cumanda, a Banderol és a Rife-gépek frekvenciái ugyan csökkentik a baktériumszintet és ezzel ideiglenes javuláshoz vezetnek, végleges megoldást azonban nem hoznak.

9. A jelenleg elérhető Babesia-, Bartonella-, Ehrilichia-tesztek a piaci igényeket követik. Bizonyos laborok által végzett PCR- vagy DNS-vizsgálatok akár 10 alkalommal is tévednek. Ha 10 vizelet- vagy vérvizsgálatra van szükség egy pozitív laboreredményhez, az nem elfogadható. Némely labor csak akkor tudja kimutatni a Lyme-

kórt, Babesiát vagy Bartonellát, ha ez mikroszkopikus úton is látható. *Ez diagnosztikai katasztrófa. Némely állami labor csak mikroszkó-pokra támaszkodik. Még sohasem láttam pozitív eredményt kijönni ezerszeres nagyításnál. Több pozitívan tesztelt betegem esetében az állami labor képtelen volt a fertőzés kimutatására. Újra és újra fel-ajánlom a segítségemet, összehoznám őket vezető hematológusok-kal, de visszautasítják.*

10. A Bartonellához kapcsolódó diagnosztika és kezelés katasztro-fális. Annak ellenére, hogy a Bartonella a világon az egyik leggyak-rabban előforduló fertőzés. Nagyfokú pontatlanság társfertőzésként feltüntetni. Ha ragaszkodunk a társfertőzés megnevezéshez, akkor már a Lyme is az. Terjesztheti bolha, az állati nyál illetve a kullancs is. Nem mutatható ki antitest, nem okoz lázat, gyengíti az immun-rendszert és 20-60 féle módon károsítja a szerveket.

11. Az úgynevezett „bevált" protokoll alkalmazása szadista orvos-lás. Miért? Az egyes betegeket gépként kezeli, ami ugyanazon a módon hibásodik meg és ugyanazon a módon javítható. Mindenki egyedi biológiai választ ad.

12. Mivel a Bartonella megakadályozza az antitestek termelését más fertőzésekkel társulva (Babesia microti, Babesia duncani és Lyme), a konzultációk folyamán mindegyiket figyelembe kell venni. Azt javaslom, hogy tanulmányozzák mint a 40 féle Bartonella okoz-ta bőrkiütést. Ismerjük meg a laboreltéréseket, mint az IL-6, IL-1B, TNF, ECP és VEGF. A Babesia update 2009 című könyvemben ezt részletesen kifejtem.

13. Számos beteg csupán kevés Babesia parazitával fertőzött, még-is komoly tüneteket mutat. Emiatt a FISH- vagy a PCR-teszt esetük-ben negatív lesz.

14. Amennyiben a labor nem képes a lehető legtöbb alfaját kiszűr-ni a Babesiának vagy Bartonellának, nem zárható ki a társfertőzés fennállása a negatív eredmény miatt. Ilyenkor a következő „trükköt" alkalmazzuk: kapjon a beteg legalább kettő Babesia ellen ható gyógy-

szert 10-14 napon keresztül. (Mepron, Malarone, Artesunate). Ekkor végezzünk el egy ismételt ECP-vizsgálatot. (eosinophil cationic protein) Amennyiben az eredmény jelentősen megemelkedett, Babesia-elhalás történt.

Alternatív lehetőség lehet az 5 hét várakozás, majd a beteg tesztelése B. microti-ra vagy duncanira. Egy fiatal beteg esetében ez vezetett eredményre, 3 hetes kezelés után jelentősen javultak a tünetei, első alkalommal az eltelt 6 évben.

15. Bartonella tesztelésére az állami laborok alkalmatlanok. Először is nem értik, hogy a Bartonella nem termel antitesteket, másrészt csupán egy vagy két alfajra végeznek el vizsgálatot.

16. A kullancs okozta fertőzések gyakran vezetnek személyiségváltozásokhoz. Ez a homloklebeny érintettsége miatt csökkentheti a egyén odafigyelésének mértékét saját egészségi állapota iránt. Emiatt:

– a javulás első jelére kijelenti, hogy meggyógyult,

– olyan labortesztet végeztet el, melyről tudja, hogy megbízhatatlan,

– nem hajlandó Lyme-tesztet végeztetni,

– pozitív teszt eredmény esetén sem foglalkozik a betegségével.

17. Némely beteg azt gondolja, hogy nem is kullancs okozta fertőzés áll a háttérben, hanem a penész. Nem hiszik el, hogy mindkettő egyformán fontos.

18. Nem minden Lyme-beteg képes kiadni a BpTox1 nevű toxint, ezekben az esetekben segíteni kell cholestyramine-nal.

19. Sok beteg szenved különböző gyulladásoktól, ezért mint a gyógyszer, mint a gyógynövények csak apró adagban és lassan emelve adhatók, a máj maximális védelmével. Ha nem vesszük figyelembe, az erős Herx könnyen összekeverhető allergiás reakcióval, amit követhet pánikroham, nehézlégzés, mellkasi fájdalom és migrén.

20. Orvosi kiegészítők adása lehetséges. Magam is gyakran kezelek igazgatókat, orvosokat, akiknek aludni kell, hogy el tudják lát-

ni a munkájukat. Napközben hatékony stimulánsra van szükségük. A babesiás betegeknél egyébként is káros a 8 és fél órát meghaladó alvásidő.

21. Ha az orvosa nem ért egyet a hosszas és agresszív kezeléssel, keressen másikat. Ha az orvosa nem töltött el legalább 1000 órát a releváns szakirodalom áttanulmányozásával, találjon egy komolyabbat.

22. A visszaesést sok esetben a kezelés „elfáradása" okozza. Ha már minden lehetőséget kipróbált és elege van, üljön le az orvosával és a családjával, beszéljék át a lehetőségeket. Ne keverje össze a javulást a gyógyulással!

Március

TELIHOLD

Azt írja több betegtárs, hogy telihold előtt lényegesen rosszabbul vannak. Ma egész nap „forog a Föld" körülöttem is, nehéz koncentrálni. Aludni nem tudok. Félek, vajon meddig bírom ki. Így viszont van időm utánajárni a dolognak. Úgy tűnik, ezúttal is pontosan beleillek a „dobozba", az eredmény mégis meglep. Két elmélete létezik a hold változásával összefüggésbe hozható rosszullétnek, ezek közül a leggyakrabban emlegetett ok a parazita. Ezek lehetnek a kullancs által átadott, esetleg már korábban meglévő paraziták, a jellegzetes tünetek megegyeznek a Lyme-kóréval:

- gyenge immunfunkció,
- a szexuális vágy hiánya,
- lábköröm-gomba,
- krónikus felfújódás és puffadás,
- végbélviszketés,
- afták (fehér foltok a nyelven és az arc belső oldalán),
- nemi úton terjedő betegségek (STD),
- kábultság vagy fáradtság érzések,
- krónikus fáradtság szindróma (ME),
- allergiák,
- érzékenység az élelmiszerekre, vegyszerekre,
- sömörök,
- krónikus hüvelyi gombás fertőzések és folyások (általában fehér),
- kiütések és viszketés a férfi nemi szervek környékén,
- húgyhólyag fertőzések,
- görcsök az emésztőrendszerben,
- falási kényszer a cukorban gazdag ételekre, édességekre, erjesztőgomba és szénhidrát gazdag ételre,

- bélirritáció-szindróma,
- ekcéma, psoriasis,
- depresszió,
- ingerlékenység,
- PMS,
- ízületi gyulladás,
- krónikus fáradtság-szindróma (ME),
- sérült bél-szindróma,
- nyelőcső reflux (úgynevezett gyomorégés),
- fekete „mákszemek" a székletben, illetve „rizsszemek".

Tesztelése nehéz, a leginkább elfogadott a Metametrix DNS (GI) alapú székletvizsgálata, ami igényeinktől függően 240-480 euró között mozog árban. Kezelése megelőzi a Borrelia kezelését, ez az egyik legsikeresebb gyógyítási rátával rendelkező orvos, Dr. Klinghardt terápiájának az alapja. Hiába kezelik évekig a beteget antibiotikummal, a parazitaprobléma megoldása nélkül esély sincs a végleges gyógyulásra, mivel a paraziták szerepe a krónikus Lyme esetében a biofilmhez hasonló, elrejti és megvédi a spirochtákat az antibiotikumtól, a gyógynövényektől, vagy akár a saját immunrendszerünktől.

A másik magyarázat szintén tudományos alapokon nyugszik, és arra épül, hogy a 29,53 naponta eljövő újhold és a Borrelia ciklusa párhuzamosan mozog, a Föld elektromágneses ereje pedig ilyenkor jobban hat ránk. Nekem a parazitaelmélet jobban tetszik személy szerint, hiszen akkor befolyásolható a végkifejlet, a Hold esetében nincs mit tenni.

Dr. Klinghardt többek között a 2011-es Lyme-szemináriumon fejtette ki az előadásában, hogy véleménye szerint számos Lyme-beteg valójában parazitáktól szenved, ezért először ezt a problémát kell kezelni. Ha a parazitakérdés megoldódott, nincsen szükség évekig tartó antibiotikumos kezelésre, csupán néhány hétre, hónapra. A parazitairtás legalább 6 hónapot vesz igénybe, ennek egyik oka az, hogy a hívatlan jövevények megváltoztatják a belsőnket, hogy ez által „jobb" vendéglátók legyünk. Dr. Klinghardt praxisában a Hulda Clark-protokoll csalódást okozott, helyette a Mimosa P. ayurvedás port javasolja, ami 30x erősebb, mint bármely általa ismert és/vagy korábban használt gyógyszer. Adagolása: napi 2x fél teáskanálnyival lehet elkezdeni hetente kétszer, ez felemelhető napi 1 teáskanálig, 3 hónapon át. Aki lassabban szeretné kezdeni, választhatja a „kíméletesebb" formát, ez 1 kapszula szárított fokhagyma, 100 mg arteminisin és 1 teáskanál phospholipidsből áll. Klinghardt kiemelte, hogy autista gyerekek esetében különösen fontos a parazitairtás.

ÁJULÁS A MUNKAHELYEN

Éreztem, hogy rosszul vagyok. A Cowden protokoll harmadik hónapját kezdtem el a héten, ami két új antibakteriális gyógynövény, Mora és Cumandra bevezetésével és az újdonságot követő Herx-szel jár együtt.

Délelőtt éreztem, valami baj van. Remegett a kezem, hőhullámok törtek rám a hidegrázást felváltva, kerülgetett a sírás a rosszulléttől. Elhelyezkedtem a széken, hátradőltem és ezzel egy időben el is sötétült a világ. Nem hiszem, hogy sokáig lehettem eszméleten kívül, már szedtem össze magam, amikor belépett az egyik kollégám az ajtón. Még folytak a könnyek az arcomon.

– Jól vagy? – kérdi.

– Nem – mormogom, és a fejemmel is intek. Nem.

– Akkor jó – majd kisétál.

20 perc múlva semmi bajom, de azért kértem időpontot az orvosomhoz. Ebből nem csinálunk rendszert. Bár valószínűleg csak az akupunktúra utóhatása volt.

FÜLCSENGÉS

Valahogy automatikusan feltételeztem, hogy a fülcsengés (esetemben kalapálás, sípolás, elefántmenetelés, párnába rejtett hangyasereg trappolás) a Lyme műve. Ez részben így van, a Lyme, azon belül a Bartonella „specialitása" a tinnitus és a hyperacusis. Véletlenül rábukkantam azonban egy oldalra, ami több lehetséges okot is megjelölt.

Mi az a tinnitus?

A fülzúgás, latin nevén tinnitus (jelentése csengés, csörgés) olyan hang hallását jelenti az egyik, vagy mindkét fülben, ritkábban a fejben, ami nem emberen kívüli hangforrásból ered. Az érintett időnként vagy tartósan különféle hangokat hall a fülben, fejben. Ez lehet pl. morajlás, kattogás, sistergés, sípolás, dübörgés. Egyesek olyan zajhoz hasonlítják, mint a magasfeszültségű vezeték zúgása, vízcsobogás, repülőgépzaj, motorhang. Egyidejűleg többféle hang is felléphet a fülben, fejben. A hallott zaj erőssége nagyon egyéni, lehet gyakran változó is. Legtöbbször nyugodt, csendes környezetben a legkellemetlenebb. Tartós fennállása esetén gátolhatja az elalvást, a koncentrálóképességet, zavarhatja a mindennapi életet.

Mi az a hyperacusis?

Az egyén egyes zajokat – a valóságtól eltérően – hangosabbnak érez, emiatt nehezebben viseli el. Ez különösen igaz a magasabb frekvenciákra.

Szóval a nap tanácsa – amennyiben a fülzúgás, fülcsengés fennáll, viszont egyéb más jellemző tünet nem (izzadás, szédülés, ízületi és/vagy izomfájdalom), forduljunk az erre specializálódott egyesülethez, mert hátha náluk van a megoldás kulcsa.

Elérhetőségük:

http://tinnitus.hu/

AKUPUNKTÚRA 9.

Betegszabadságon voltam egész héten az ájulás miatt, az időm nagy részét ágyban töltöttem el. Leginkább döglött madarat utánozva, kerülve az összes lehetséges fizikai aktivitást, attól félve, hogy megint megfordul a világ velem, no meg hát levegő terén sem álltam túl jól. Egy pici mindig hiányzott a boldogságomhoz. Kitártuk az ablakot, füstölőt gyújtottunk, meditálni próbáltam, hátha esetleg egy előlem is jól titkolt pánikroham áldozata vagyok. Emellett azért jártam orvosnál, orvosoknál, ahol különböző magyarázatokat kaptam a jelenségre.

Variáció egy – kimerült a pánikrohamban. Írtak fel gyógyszert. Xanaxot persze. Mi mást.

Variáció kettő – a fulladás annak a jele, hogy jobban vagyok, emiatt kevesebb oxigénre van szükségem, ezt pedig a szervezetnek újra meg kell tanulnia. Mármint a konkrét adagolást. Tehát ne ablakot nyissak, amennyiben szédülök és elájulni vágyom, hanem vegyek elő egy papírzacskót és abba légcserézzek.

Variáció három – teljesen váratlanul bukkant fel a kínai személyében, amikor a szokásos heti kezelésemre mentem. Igazából gyanút foghattam volna akkor, amikor megkérdezte, hogy „Ugye jönnek érted?", de mivel alapvetően naiv lélek vagyok, ez nem történt meg. Tudhattam volna, hogy valamit tervez, ami után támogatásra lesz szükségem.

Közben magam is keresgéltem valamilyen, bármilyen megoldást, szerettem volna ismét lélegezni. Ezeket találtam:

– serrapeptase –2 kapszula naponta, reggel és este, éhgyomorra,
– allicin,
– L-Argenine,
– aloe vera,
– oreganó olaj,

– személyes tapasztalat az eukaliptusz olaj, 1 csepp a nyelv alá, annyira szörnyű íze van, hogy inkább kapsz levegőt, csak ne kelljen megismételni.

Egy érdekes légzőgyakorlat, állítólag segít, csak kell hozzá pár hét:

Dr. Andrew Weil

1. belégzés az orron át 4 másodpercen keresztül
2. levegőt benn tartani 7 másodpercen keresztül (ennél a pontnál én inkább leültem)
3. kilégzés szorosan összeszorított szájjal, mintha nem is igazán akarnánk, 8 másodpercig
4. megismételni naponta kétszer, nyolc egymást követő alkalommal

Visszatérve a kínaira. Ismét leült hosszasan elbeszélgetni velem és olyan dolgok érdekelték, ami a többi orvost nem. Mikor vannak fájdalmaim és hol. Mennyire erősek, meddig tartanak. Mikor fekszem le, mikor alszom el.

Amikor túlestünk a bevezető kínzásokon, felszólított, hogy forduljak meg, majd elkezdte kicsomagolni a tűit. „Nem lesz sok"– nyugtatott meg. Haha. Mihez képest? Még élénken él emlékezetemben a 24 tűs történet. Kettő a hasamba ment, végül is én panaszkodtam fájdalomra. Kettőt az alsó lábszáram közepébe döfött, eddig semmi különleges. Miért kell ehhez kísérő? Majd elővett egy fegyvernek látszó (műanyag) tárgyat, és mellkason lőtt. Közben furcsán nézett. Leült mellém, megfogta a kezemet és vártunk. Hogy ez mennyire romantikus! (A párom később felvilágosított, hogy valószínűleg pulzust mért.) Megtudtam, hogy személyemben a legbetegebb és egyben a legpozitívabb betegét tisztelheti. Wow. Azt hiszem, beleszerettem a kínaiba. A párom szerint furcsa ízlésem van. Esetleg csupán annyi, hogy végre valaki foglalkozik velem? A tavalyi lumbálás óta nem nyúlt hozzám orvos, elnézegetik a papírjaimat, olvasgatják, lapozgatják, újabb és újabb vizsgálatokra küldenek, megvonják a vállukat és azt mondják: – „Élj vele, amíg bele nem halsz." Ami hamarosan eljön, ha nem történik csoda.

Történjen. Én nyitott vagyok. És pozitív. A kínai mondta.

Ha csoda nem is, de valami történt. Folyadék jelent meg a mellkasomon. A nyomás enyhült, ismét szabadon lélegeztem. A kínai megkönnyebbültnek látszott, miközben lassan kezdte felitatni a feltörő mini gejzírt. További folyadékot és némi fájdalmat ígért, a hétvégét ágyban kell tölteni.

További folyadék nem, kisebb fájdalom lehajoláskor, illetve két narancssárga hólyag jelentkezett a mellkasomon. Levegővel jól állok. Fantasztikus érzés! Pár hét leforgása alatt az ember hajlamos eltemetni magát olyan csekélység miatt, hogy nem kap levegőt, és ezért elájulgat.

Nem hagyott nyugodni a dolog, rákerestem. A mellkasi folyadék nem ismeretlen a Lyme-szakorvosok körében. Hogy a kínai, aki csupán „egyszerű" orvos, honnan jött rá, sohasem fogom megtudni. Zárjuk le hát a párom szavaival: –„Te egy hős vagy."

A Lyme okozta nehézlégzés egy lehetséges magyarázata

Gyakorlatilag állandóan fennálló tünet, szövődmény a rheumatoid arthritis, kisebb-nagyobb mértékben a betegség, illetve az állapotunk súlyosságától függően. Amit azonban kevesen tudnak, az az, hogy a RA bizony érintheti a mellhártyát, emiatt pedig kialakulhat a jól ismert légszomj, mellkasi nyomás, esetleg köhögés, szívritmuszavar. A nehézlégzést kísérő pánikhangulatot már meg sem említve.

Aki keres, az talál alapon egymás után akadtam rá a témával foglalkozó publikációkra a világhálón. Röviden a lényeg: a borrelia illetve a kullancs által terjesztett egyéb betegségek okozhatnak légzőrendszeri összeomlást. Most nem pánikot keltek, csak válaszolok azoknak, akik szerint mindez lehetetlen, és a légszomjam eredete pszichés.

J Neurol. 1995 Sep; 242(9):604-7.

Neuroborreliosis as a cause of respiratory failure.

Silva MT, Sophar M, Howard RS, Spencer GT.

Lane Fox Respiratory Unit, St. Thomas' Hospital, London, UK

We report three cases of neuroborreliosis presenting with acute respiratory impairment. All the patients had encephalopathy and focal neurological signs with brain stem abnormalities in two. All three patients had respiratory arrest associated with progressive nocturnal hypoventilation or prolonged central apnoea. Tracheostomy and prolonged periods of ventilatory support were necessary in all cases and weaning was complicated by residual central respiratory disturbances. These cases emphasise that Borrelia infection should be considered in the differential diagnosis of unexplained respiratory failure.

South Med J. 1999 Mar; 92(3):336-9.

Ehrlichiosis with severe pulmonary manifestations despite early treatment.

Weaver RA, Virella G, Weaver A.

Department of Microbiology and Immunology, Medical University of South Carolina, Charleston, USA.

It is generally thought that if patients with ehrlichiosis are treated promptly, life-threatening illness can be avoided. We report a patient who sought medical attention 1 day after the onset of symptoms, was immediately given doxycycline, and still had serious illness with generalized edema, pulmonary infiltrates, acute respiratory distress syndrome, and noncardiogenic pulmonary edema, while receiving replacement intravenous fluids. This case alerts physicians to the serious end of the disease spectrum that can occur even though patients are given prompt, appropriate drug treatment at the onset of illness. Further studies are needed to clearly define the mechanisms involved in pulmonary complications and generalized edema, including noncardiogenic pulmonary edema, in patients with ehrlichiosis.

PMID: 10094281

Fatal adult respiratory distress syndrome in a patient with Lyme disease

A dry cough, fever, generalized maculopapular rash, and myositis developed in a 67-year-old woman; she also had markedly abnormal liver function test results. Serologic tests proved that she had an infection of recent onset with Borrelia burgdorferi, the agent that causes Lyme disease. During a two-month course of illness, her condition remained refractory to treatment with antibiotics, salicylates, and steroids. Ultimately, fatal adult respiratory distress syndrome developed; this was believed to be secondary to Lyme disease.

http://jama.jamanetwork.com/article.aspx?articleid=371916

AKUPUNKTÚRA 10.

A héten megjött a láz. Kedden a jobb oldalam kezdett fájni, és kisugárzott minden lehetséges irányba, alig tudtam lépni. Három éjszakányi alig-alvás után ma reggelre jócskán elgyötörtté váltam. A párom úgyszintén, főleg, miután kevéssel éjfél előtt bejelentettem a szívrohamomat. Téves riasztás. Némi önvizsgálat után reggel úgy döntöttem, be tudok menni a munkahelyemre, annál is inkább, mivel a párom szintén egész nap ott volt munkaügyben, és szívesebben kaptam volna a társaságában infarktust.

Ha nem is vidáman, de elvoltam délutánig. Többen megjegyezték, mennyire rosszul nézek ma ki és mennyire nem igazság, hogy állandóan beteg vagyok. Ez ellen kicsit berzenkedtem, hiszen a múlt héten volt pár jó napom, de úgy tűnik, ez nem sokat nyom a latban.

Munka után együtt állítottunk be a kínaihoz. A párom a várakozást sétával szándékozta elütni, messze nem jutott. Perceken belül utána küldtem egy SMS-t, miszerint vérből fogunk méregteleníteni. Többet én sem tudtam, csak amennyit a kínai említett a vizsgálatot követően. Úgy látta, van remény, hogy magam mögött hagyjam a rossz napokat, de nem követhetjük a hagyományos, tűkkel kikövezett utat. Hiába tereli össze a problémás toxinokat, ha azután képtelen a vesém kiválasztani őket. Vérből fogjuk megtenni.

Nem mondom, hogy nem ijedtem meg. A kínainak nem erőssége a magyarázat egyébként sem. De tudja, hogy bízom benne. És hát nemigen van más választásom. Csak reméltem, hogy nem nagykéssel esik nekem.

Szokásos módon, moxával kezdtük. Végighúzkodta rajtam a vákuumos „üveggolyóit" és megállapította a kritikus pontokat. Ezután jött a tű. Amikor elhelyezkedett az asztal mellett, amin hason feküdtem, még rám is szólt: – „Don't jump!" Azaz: Ne ugrálj! Miket feltételez ez rólam?!

Minden, előzőleg megmoxázott pontba 10-15 alkalommal szúrt bele egy háromágú tűvel, majd visszatette a vákuumos gömbjeit újabb fél órára, ami lassan, de biztosan telt meg vérrel. Vagyis közel 150 lyukkal lettem gazdagabb, 150 potenciális esély az elvérzésre. Azért túléltem. A kezelés közben végig mellettem ült, nézegette a vér színét és állagát, egyáltalán nem tetszett neki. Csak egyetlen ponton rohant ki a szobából, amikor fehér habot és buborékokat fedezett fel az üvegbúra alatt. Engedélyt kért, majd lefényképezett, mondván, erről már hallott az egyetemen, de sohasem látta ezelőtt.

Búcsúzóul megnyugtatott, hogy a lázam örömhír, végre beindult az immunrendszerem. Általában az első pár kezelés után várható el, nálam 10 hétig tartott. Továbbra is napi 3 liter meleg vizet fogyasszak, és hétvégére feltétlen ágynyugalom.

A végeredmény?

Mindenem fáj, de kösz, jól vagyok.

Április

REUMA VAGY LYME?

A reuma a héten csatlakozott, az ujjaim annyira fájnak, hogy legszívesebben leharapnám a kezem. Rengeteg történet ugrik elő az internetről, ha valaki begépeli az „RA or Lyme" keresőszavakat a keresőbe. Pár évvel ezelőtt engem is látott el kórházi reumatológus, akkor már emeli sem tudtam a karomat. Mivel hamarosan jobban lettem, ráfogtam az egészet a légkondira, és el is felejtkeztem a dologról.

Próbálok rájönni, hogy ez vajon örökre így marad vagy csak kellemetlen tünetről beszélünk, ami az állapotjavulással távozik? Jó lenne. Szerencsére a történet, amit találtam, ezt támasztja alá. Tovább nem keresgéltem.

„A bokámmal kezdődött. Fájt és meg volt dagadva, úgyhogy bementem a sürgősségire, ahol megröntgenezték, és közölték, nincsen semmi bajom. Az orvos gyulladáscsökkentőt írt fel és abban maradtunk, valószínűleg meghúztam, csak nem emlékszem rá. A gyulladás valóban elmúlt, de nem sokra rá a másik lábamon dagadt fel a térdem. A jegelés, fekvés és az Ibuprofen tabletta azonban segített. Amikor a bal csuklóm következett, a férjem javasolta a Lyme-tesztet, ami pozitívan jött vissza és az orvos Zythromaxot írt fel. Sajnos nem lettem jobban az antibiotikumtól, a második kör után sem. Mivel semmit sem javultam, az orvos közölte, ez túlmegy a szakértelmén és keressek fel specialistát. Úgy gondolta, legelőször egy reumatológus jöhetne szóba, hiszen ha ez Lyme-kór – vagy valami más –, az ízületekhez kapcsolódóan egy reumatológus a legjobb választás. Adott egy nevet, és ezzel utamra bocsátott.

A reumatológus kedves volt. Meghallgatott, feljegyezte a kórtörténetet. Talán csak belemagyarázom, de azt hiszem, abban a percben, amikor megtudta, anyámnak is RA-ja van, a diagnózisom eldőlt. Azt mondta, valószínűleg nálam is ez a helyzet és azonnal felírta rá a

157

gyógyszert. Amikor rákérdeztem a Lyme-ra, azt mondta, valószínűtlen, hogy ez lenne a baj, és ő tökéletesen biztos az RA-diagnózisban. Azt mondta, a szteroidok majd leviszik a gyulladást, és rendelt még egy labortesztet. Pozitív lettem RA-ra. Akkor még nem tudtam, hogy bizonyos aktív fertőzések, mint például a Lyme-kór, befolyásolják az RA eredményét. Felírta a Methotrexate-ot, beszélt nekem az Enbrel-ról, majd hazaküldött. Őszintén szólva úgy igazán sohasem fogadtam el ezt, de mivel az ő szakértelme jócskán meghaladja az enyémet, meggyőztem magam. Hiszen tanított is, orvostanhallgatókat. Bíztam benne, bíztam abban, tudja, mit beszél. Sohasem bocsátom meg magamnak, hogy nem hallgattam az ösztöneimre.

A rákövetkező pár évben egyre rosszabbodott az állapotom. Minden alkalommal, amikor ezt elpanaszoltam neki, azt válaszolta, az első évek ilyenek, ekkor alakul ki a károsodás és emelnünk kell a gyógyszeradagot. Meg is ijesztett. Azt mondogatta:„Nem akarjuk tolószékben látni magát, igaz?" Végül elhatároztam, új orvos után nézek.

Nem volt egyszerű. Az egyik üvöltözött velem, minek kell nekem másik reumatológus? Kiderült, jóbarátok az előzővel. Végül olyat választottam, aki jó ismerője volt a Lyme-kórnak. Tele volt az irodája fala a jellegzetes bőrpírt ábrázoló fényképekkel. A doktornő szerint egyszerre van RA-m és Lyme-om is, ezért Plaquenilt adott hozzá az eddigi koktélhoz. Nem működött, szinte állandóan rosszul voltam. Közben egyre több megmagyarázhatatlan tünet jelentkezett, amit egyik orvos sem értett. Rendkívül érzékenyen reagáltam a fényre és a hangokra. Mintha migrén gyötört volna, fejfájás nélkül. Persze mindezt a „hagyományos" RA-tünetek mellett (izom-ízületi fájdalom, fáradtság).

Tavaly nyáron értük el a tetőpontot, amikor Kevin elkapta a sertésinfluenzát és abba kellett hagynom a Methotrexate-ot. Három hétig szedtem vírusellenes készítményeket, és gyakorlatilag azonnal antibiotikum követte a fellépő tüdőgyulladás miatt további két hétig, majd Nathan, a másik fiam kapta el a H1N1-et, így vissza a három hét víruselleni védelemre, ezután hat hét antibiotikum kullancscsípés miatt. 14 hét Methotrexate nélkül. Csodásan éreztem magam. Az orvos szólt, hogy ideje elkezdenem és mivel én egy „jó" beteg vagyok, szót fogadtam. Két dózis után a pokolban éreztem magam. Visszamentem a dokihoz, megmondtam, hogy nem szedem tovább. Teszteket rendelt, Lyme-kórra is. Pár nap múlva a családorvosom hívott, hogy pozitív lettem és antibiotikumot kell, szedjek. Furcsálltam a dolgot, nem tudtam erről az egészről, ezért felhívtam a reumatológust magyarázatért.

A reumatológus szerint nincsen Lyme-kórom. Ez csak egy keresztreakív protein, és ezzel újabb tesztet rendelt. Felhoztam neki a réges-régi Lyme-tesztemet, ami után ez az egész elkezdődött. Megrémisztett az arckifejezése. Rettegés ült ki rá. Azt mondta, az előző kezelőorvosom erről egyetlen szót se szólt. Tudom, hogy ez nem volt igaz, mivel én is kértem egy másolatot a dossziémról, és abban szerepelt a Lyme-teszt, álpozitív megjegyzéssel. A rákövetkező hetekben egyre rosszabbul lettem, ő pedig egyre több laborvizsgálatot írt elő. Sok mindent kizárt, de a Lyme-pozitivitást nem tudta megmagyarázni. Végül meguntam az állandó bökdösést, és visszamentem a családorvosomhoz antibiotikumért.

Két hét múlva „normálisnak" éreztem magam. Három hét múlva jobban voltam, mint az elmúlt évek során bármikor. A gyulladás majdnem teljesen lement. Tavasszal sétálni indultam. Hirtelen megálltam, olyan furcsa érzés fogott el. Ismerős helyzet. Könnyek folytak végig az arcomon. Igen, a betegségem előtt. Amikor még képes voltam járni. Innen volt ismerős. Ez az emlék örökre velem marad. Abban a pillanatban minden megváltozott. Elhatároztam, hogy belevetem magam a Lyme-szakirodalomba. Tudni akartam, mással is megtörtént-e ez. És igen, rá kellett jönnöm, számos áldozatot szedett az orvosok nemtörődömsége.

Hosszas keresgélés után bukkantam rá egy orvosra, akiben úgy éreztem, megbízhatok. Két és fél óra utazás közben, a rendelője felé azt gondoltam: elfogadom, ha szerinte nem vagyok Lyme-os és továbblépek. De egyszer és mindenkorra tudnom kellett. 90 percet töltött el az elmúlt 9 év kórtörténetével, átbeszéltünk minden egyes kullancscsípést, minden egyes kezelést. Végül azt mondta, nem meglepő, hogy nem javultam az első antibiotikumos kezelésem után, az a típusú gyógyszer ugyanis teljesen hatástalan a Lyme-kór ellen. Azt mondta, teljesen bizonyos, nekem sohasem volt RA-m. Nem tudtam visszafojtani a könnyeimet, amikor kiléptem az ajtón. 9 év. 9 év, ami annyira más lehetett volna. A két gyerekem nem is tudja, milyen voltam a betegség előtt. Mérges voltam, egyben szomorú. A lehető legtöbb emberhez akarom eljuttatni a történetemet. Nem én vagyok az első, akit félrediagnosztizáltak és bizonyosan nem az utolsó. Az új kezelőorvosom nem vállalt garanciát. Azt mondta, ez egy hosszú, kemény küzdelem lesz. A legutolsó dolog, amire szükség van, az a Lyme-kór kezelése leromlott immunrendszerrel. Rengeteg munka áll előttünk. Készen állok rá. Ma van valamim, ami 10 évvel ezelőtt nem volt. Remény.

Végezetül azt üzenem mindenkinek, akinek kétsége van, vajon valóban meggyógyult-e a Lyme-ból vagy aggódik az autoimmun betegsége miatt: bízzál magadban, bízzál a megérzéseidben. Ami szerinted rossz, az valószínűleg valóban rossz. Még annyit – 10 napja szedem az antibiotikumot. Ennek eredményeképpen a gyulladás fele lement az ízületeimről. Nincs szükségem több bizonyítékra."

EGY AMERIKAI LYME-SZAKORVOS GYÓGYSZERPROTOKOLLJA

Félek beszedni a Keteket. Abba akarom hagyni az antibiotikumot. Panaszomra, hogy meddig és mennyit kell szedni, a kezelőorvosom nevetéssel válaszol: ez még semmi ahhoz képest, amit Amerikában adnak. Utánajártam.

„Egy átlagos krónikus Lyme-beteg esetében két típusú antibiotikummal kezdem a kúrát. Két oszlop, A vagy B közül választok. Az első csoportban Amoxicillin és Ceftin van. Az Amoxicillin adagolása 1 g naponta kétszer vagy többször. A Ceftin dózisa 500 mg naponta kétszer.

A második csoport tagjai: Doxycyline, Biaxin és Zithromax. A Doxy adagolása 200 mg naponta kétszer, Biaxin 500mg naponta kétszer, Zithromax pedig napi 500 mg. Melegebb napokon a Doxy kerülendő. A Biaxin vagy a Zithromax mellé 200 mg Plaquenilt adok naponta kétszer, a hatékonyságának növelése érdekében. A betegek emellett probiotikumot kapnak. Általában az Acidophilus komplexét ajánlom, napi 1-2 tabletta.

A betegeket egy hónap múlva látom újra. A Herx reakciót előzetesen elmagyarázom. Amennyiben hasmenéssel jár, a Sachromyes általában hasznos. Izomfájdalom esetén Wobenzym-N enzimterápia segíthet.

Kognitív problémák előfordulásakor Questran (2 csomag naponta) vagy Welchol (három csomag naponta kétszer). D-vitamin toxicitás esetén a nap, valamint tejtermékek fogyasztása kerülendő és 20-40mg Benicar ajánlatos.

A betegek állapotának javulását követően jöhet a Flagyl a cisztákra. Általában napi 1x250 mg vagy 500 mg, ez az adag napon-

ta kettőre emelkedhet. A beteget addig kezelem, amíg 100%-ban panaszmentes, majd az azt követő 2 hónapban.

Babesia-gyanú esetén vagy amennyiben a beteg nem reagál a kezelésre, a terv első körben a társfertőzéseket veszi célba. A leginkább bevált gyógyszer a Mepron, 750 mg naponta 2x, emellett 600 mg Zithromax naponta. Ezt legalább 3 hétig kell szedniük, de nem tovább 4 hónapnál.

Az antibiotikumok mellékhatásaként fellépő gombát napi 100 vagy 200 mg Diflucannal kezeljük több héten át.

Ehrlichia kezelése Doxyval történik, 2 hónapon keresztül. Amennyiben nincsen változás, napi 300 mg Rifampint adunk hozzá.

A Bartonellát 250 mg vagy 500 mg Cipróval kezeljük, naponta két tabletta, 2 hónapig. Egyéb gyógyszerekre is reagál, mint a Zithromax vagy a Rifampin. Időnként hasznos lehet a Lyme-betegek gyógyszerprotokolljához Rifampint hozzáadni.

Amennyiben Chlamydia pneumonia jelen van, Amoxicillint kombinálok Doxyval, vagy Zithrót, Flagylt és Rifamint.

Amennyiben a beteg állapota rendkívül súlyos, jelentős mértékben érintve az agyat, intravénás antibiotikumot írok fel. Ez akkor jöhet szóba, ha a beteg nem, vagy rosszul reagál 4-6 hónapnyi antibiotikumos kezelésre. Általában napi 2gm Rocephint adok, legalább 3 hónap időtartamra. A Zithro, Doxy és Flagyl folytatódik, amennyiben a beteg ezeket a gyógyszereket szedte. Rocephin allergia esetén napi 500 mg Zithromax lehet a megoldás.

A fenti gyógyszerprotokoll a betegek számottevő többségénél hatékony. Az időtartama változó. Némely beteg állapota 6 hónap után javulást mutat, a legtöbb azonban 18 hónap, néhány év alatt gyógyul. A betegek tünetei alapján kell meghatározni a kezelés végét."

VASCULITIS – ÉRGYULLADÁS

Végre nevet kapott a jelenség, ami leégeti a lábamat. Tipikusan Bartonella-tünet, úgyhogy nagy meglepetést nem okoz. A kezelőorvosomnak. Nekem annál inkább. Olyan gyulladásra utal, amely az ér által érintett szerv károsodását jelenti. Kialakulhat a szervezet bármely területén, akár az agyban is, mégis leginkább a verőerekre (artériák) jellemző. Kiváltó oka ismeretlen, az immunrendszer kóros aktiválódása állhat a háttérben, de vírus és baktérium is gyanúba keveredett már. Kezelése szteroiddal történik, emiatt azonnal ki is zártuk, hiszen ez a Lyme-beteg legnagyobb ellensége.

Hirtelen kezdődött, pokoli belső tűz égett mindkét lábamban térdtől lefelé, ami sehogy sem akart múlni. Sírva hívtam fel a kínait, hogy segítsen. Törzsvendégnek jár az azonnali időpont. Rövid vizsgálat után elővette a tűit. „Vért eresztünk" – mondta, erre rutinosan felpattantam, hogy hasra vágjam magam az asztalon. „Most nem úgy, a lábadból". Mi van?! Rövid habozás után arra a következtetésre jutottam, hogy ennél rosszabb nem lehet. Ettől függetlenül gyanakvóan figyeltem, bár semmi szokatlant nem csinált. Babrált a tűivel. Lefertőtlenítette a lábujjaimat, majd mindegyik közé beleszúrt, amíg el nem indult a vér, a kezével rásegítve, nyomta, préselte ki. Amikor a „csatorna" eldugult, újrakezdtük. Hosszú negyedóra volt. Eldönteni egyelőre képtelenség, hogy a rajtam elvégzett művelet sajog, vagy az éjszakai tűz éget még mindig. Kifelé menet kezembe nyomott egy tűt: „Ezután kétnaponta magadnak kell csinálni otthon. Ugyanezt a kezeden. Nem baj, ha nem jön sok vér." Udvariasan elvettem a tűt és megköszöntem. Ha ha.

HIGANYMÉRGEZÉS

Egy SM-betegekre specializálódott német orvos figyelte meg, hogy friss betegeinek jelentős százaléka esett át fogászati beavatkozás-sorozaton közvetlenül a tünetek fellépését megelőzően. Emiatt első lépésként a beteg szervezetét terhelő higanyszintet méri le.

Dr. Klinghardt szerint ugyancsak alapvető kezdés a gyógyítás sakkjátszmájában az amalgán alapú tömések cseréje, neurológiai panaszok esetében azonban mindezt csak lépcsőzetesen és a panaszok kezelését, megszüntetését követően szabad megtenni.

Higany a fogtöméseken kívűl a következő módon juthat be a szervezetbe:

– belélegzett levegővel, ivóvízzel,

– halakkal, tengeri állatokkal,

– egyéb élelmiszerekkel (permetezőanyagokkal).

Mik a higanymérgezés tünetei?

– fáradtság, ingerlékenység, alvás- és szívritmuszavarok,

– a koncentráció- és emlékezőképesség gyöngülése,

– fémes szájíz, afták a szájban, fogínygyulladás, szájszag,

– ízületi és gerincfájdalmak, zsibbadások, bénulások,

– fejfájás, migrén, idegesség, allergiás jelenségek az arcon, hajhullás,

– szédülés, kézremegés, beszédzavarok, emlékezetzavarok,

– bőrbetegségek, asztma, vérszegénység, látási zavarok,

– allergiák, látszólagos élelmiszer érzékenységek,

– a gyomor nyálkahártyájának gyulladásai, bélbetegség és vesebetegség, hasfájás,

– általános izomgyöngeség, izomremegés, energiahiány, apátia, bénulások,

– immungyöngeség, fertőzésekre való fogékonyság, csontvelőbetegségek,

– dadogás, tanulási zavarok, szem- és fülpanaszok,

– szorulás, gombás fertőzés a vastagbélben, colitis ulcerosa, morbus Crohn,

– mindenféle neurológiai betegség,

AZ ORVOS JOBBAN TUDJA

Sokszor hallottam. Az orvos jobban tudja. Mégis, mi lett volna, ha nem „olvasgatunk" a neten, nem zaklatjuk az orvost tesztért, nem megyünk másik orvoshoz, nem megyünk másik orvoshoz, nem megyünk másik orvoshoz, nem megyünk másik orvoshoz, nem megyünk másik orvoshoz, nem megyünk másik orvoshoz, nem megyünk másik orvoshoz, nem megyünk másik orvoshoz, nem megyünk másik orvoshoz, nem megyünk másik orvoshoz, nem megyünk másik orvoshoz?

Az orvos valóban jobban tudja. De melyik?!

COWDEN PROTOKOLL 4-IK HÓNAP

Az első két hónap a Samento-Banderol együtteséről szólt. Előbbi baktériumra, utóbbi vírusra hat. Legtöbbször arról panaszkodtak, mennyire nehezen tudták feltornázni magukat a napi 30 cseppre, ez a legtöbb betegnek csak lassan megy. Féltem ettől, de úgy tűnik, ebben az egyben elütök az „átlagos" Lyme-ostól. Valamiért nálam a Banderolra volt jellemző a „gyilkos" hatás, ugyanis még a második hónap végén járva is szédelegtem a bevételt követően, muszáj volt ágyban maradni, és gyakran okozott hőemelkedést.

A harmadik hónap a Mora és a Cumandra jegyében telt, előbbit főleg gombákra és kandidára alkalmazzák, utóbbit baktériumra. Jól vettem az akadályokat. „Krízis" általában cseppváltáskor jelentkezik, vagyis akkor, amikor a baktériumirtásért felelős gyógynövény helyet cserél egy másikkal. Ez azért szükséges, hogy megelőzzék, illetve legyőzzék a bennünk lévő bajkeverő további ellenállását és megelőzzék a rezisztenciát.

Ebben a hónapban az Enula és a Houttuynia dominál majd. Az Enula leginkább Babesiára és egyéb parazitákra hatásos. Mielőtt szedni kezdtem volna, megjelent a kérdés az amerikai Facebook csoportban azok között, akikkel együtt kezdtük el a Cowden protokollt. Egyetlen kérdés volt, mégis kivert tőle a víz: „Ti is meg akartok halni az Enulától?" Hoppá. De jó! A legtöbben meg akartak. A Houttuynia elvileg nem termel komolyabb toxinokat, ezért azonnal lehet 30 cseppel kezdeni, 20 csepp Samentóval keverve.

Nem így az Enula, amit két-két cseppenként szabad csak emelni. Az első pár alkalommal fülfájás jelentkezett nálam is, mint a többieknél, de nem volt vészes. Tipikusan a könyököm sínylette meg, a nyakam és a jobb felkarom. Mindig a cseppek bevételét követően jönnek elő ezek a fájdalmak, de szerencsére nem tartanak , és egyre enyhébbek. Valamit gyilkolnak a cseppek, az tény. És én vagyok a bónusz.

ALS VAGY LYME? A TÜNETEKRŐL

Kis híján infarktust szenvedtem el a mai orvosi látogatásom alatt. Előzményeként akkor már napok óta képtelen voltam a jobb karom használatára, az dologtalanul csüngött az oldalamon, erő és kontroll nélkül. Előfordult korábban, ezért nem aggódtam, de mivel úgyis aktuális volt a látogatás a kezelőorvosomnál a havi májfunkció vizsgálat miatt, megemlítettem, megmutattam neki. Sokáig vizsgálgatott, hajtogatott, majd közölte, nagyfokú izomvesztésem miatt immár nem zárhatjuk ki az ALS-t. Amyotrophiás lateralsclerosis, Lou Gehrig-kór. Megfagyott az ereimben a vér. Nem kellett elmagyarázni, ismertem a betegséget, ami az akaratlagosan mozgatható izmokat beidegző agyi és gerincvelői mozgató idegsejtek pusztulásával jár. Végzetes kimenetelű. A beteg elveszíti mozgásképességét, légzőizmai sem működnek. Megfullad. A betegség 1939-ben került az érdeklődés középpontjába, amikor végleg kettétörte a New York Yankees baseballcsapata híres tagjának, Lou Gehrignek a karrierjét.

Az ALS jellemzően aszimmetrikusan egy testtájon kezdődik – gyakran valamelyik végtag (leginkább felső végtag) törzstől távoli részén, majd onnan fokozatosan terjed felfelé, ill. tovább a törzsre, a nyakra, és végül olyan agytörzsi funkciók is elvesznek, mint a beszéd, rágás, nyelés, légzés. A motoros sejtek fokozatos elvesztése a vázizomzat folyamatos bénulását és sorvadását okozza.

Korai tünetei a következők:

• kéz ügyetlensége, gyengesége, először csak a finom mozgások vonatkozásában,

• kézizmok sorvadása,

• nyelvizmok sorvadása – „dióbéltünet",

• az érintett izmokban akaratlan rángások – „fasciculatio" – láthatók,

- gyors kifáradás terhelésre.

Késői tünetek:

- a lábak és a bokatáj gyengülése, mely járási nehézségeket okoz,
- nyelési, beszéd- és légzési nehézségek.

Az Under our skin filmben megszólal egy „túlélő", akit tévedésből az ALS-diagnózissal „kínáltak meg", azonban hasonló esetek más médiában is feltűntek. Percek alatt találok az interneten.

„Claire Culve a férjét öleli Sevier megyei otthonukban, miközben a két kutya a figyelmükért küzd. A most 38 éves Michaelt diagnosztizálták az ALS nevű betegséggel, lassú izomsorvadást és halált prognosztizálva. Két évvel korábban azonban egy másik orvos Lyme-kórt állapított meg. Hosszas antibiotikum-kúrák után Michael nem szorul többé tolókocsira, és valamelyest visszanyerte fizikai erejét is.

2002 augusztusában „ítélték halálra" Michaelt. Az ALS, közismertebb nevén Lou Gehrig-kór a 42 éves korában elhunyt baseballjátékos után, elvágja az agy és az izmok közötti kommunikációt. Az eredmény: majdnem teljes bénulás, beszéd- és légzési nehézségek, mialatt az agy teljesen tiszta marad.

„2003-ban egyre rosszabbul lettem" – emlékezik vissza Michael. Mozgásra képtelenül, hálószobává átalakított garázsában töltötte mindennapjait, hiszen ez volt az egyetlen helyiség a házban, amit akadálymentessé tudtak tenni. Miközben az orvosa beszereztette a lélegeztetőgépet és az etetéshez szükséges csöveket, Michael egyre inkább belenyugodott a megváltoztathatatlanba.

Ekkor kapott egy második esélyt egy ellentmondásos diagnózisra és egy olyan betegségre, ami a kezelőorvosai szerint nem lehet neki. Michael korábbi munkahelyén, egy exkolléga-barátjának a barátja szintén ALS-ben szenvedett, azonban kiderült, hogy valójában Lyme-beteg. Az exkolléga ragaszkodott hozzá, hogy Michael keresse fel az ő orvosát, hiszen nincsen vesztenivalója.

Michael azonban nem volt meggyőzve. Korábban szerepeltek a helyi újságban, és egyre-másra érkeztek az ajánlatok „csodagyógymódokat" ígérve borsos áron, a férfi mégis szkeptikus maradt.

Mégis beleegyezett, hogy felkeresi a szóban forgó orvost, részben azért, mivel korábbi túrázásai során 1999-2002 között több kullancsot eltávolított magából, másrészt a jellegzetes kokárdaszerű folt miatt, ami emlékei szerint megjelent rajta annak idején. Igaz, elvégezték a tesztet 2002-ben, azonban az eredmény negatív lett.

Bár a bejelentett Lyme-kóros esetek országszerte 20 százalékkal nőttek az elmúlt 10 évben, a számok Tennessee-ben nem változtak drasztikusan. „Volt Lyme-tesztem" – mondta Michael. – „Ez az orvosok szerint felénk nemigen fordul elő." Ezután azt gondolta: „Mit veszíthetek?" A Western blot azonban ismét negatív lett, de mivel a számok megközelítették a gyenge pozitivitást, az orvos erőteljes antibiotikum-kúrát rendelt el.

„Nem figyelmeztetett előre, hogy a gyógyszer hatására SOKKAL rosszabbul leszek" – emlékezik vissza Michael. Az orvos pontosan erre várt. Mivel a Herx reakció megerősítette a diagnózist, a doktor egy jobban felkészült kollégájához irányította át a beteget. Az utazási költségeket a férfi szülei fedezték. „Készen álltunk találkozni a kuruzslóval, hiszen előtte már több orvos és specialista megerősítette az ALS-t" – nevetett Michael.

Az új orvos azonban a Lyme-diagnózissal értett egyet. Első lépésként folytatta az antibiotikum-kezelést mindaddig, amíg Michael szervezete pozitív választ nem tud adni a Lyme-tesztre. Ez ugyanis feltétele annak, hogy a férfi kezelésének költségeit átvállalja a társadalombiztosítás. „Nem akartam elhinni" – meséli Carol. – „Azt akarja mondani, hogy nem hal meg?" Az orvos válaszolt: „Nem fog, megoldjuk."

Michael ezután több héten át tartó intravénás és tabletta formájú antibiotikum kezelésben részesült. Egyre nehezebben viselte el a fényt, egy teljesen elsötétített szobában üldögélt naphosszat.

A kezelésnek köszönhetően az antitestek száma azonban megemelkedett annyira, hogy pozitív tesztet eredményezzen. A kezelését egy New Jersey-i neurológus vette át, aki közvetlenül Michael mellkasába vezette egy csövön keresztül az antibiotikumot. „Leírhatatlanul rosszul voltam" – meséli Michael – „de lassan egyre jobb lett". Legelőször a jobb keze javulására figyelt fel, ami ekkorra már teljesen mozgásképtelenné vált. „Amikor megint elkezdett bűvészmutatványokat gyakorolni, tudtam, hogy visszakaptam" – mondja Claire. Michael egyedül szállt ki és be a tolókocsiba fürdéskor. „Egy nap azt gondoltam, megpróbálom a bottal. Sikerült. Odáig voltam és vissza" – nevetett Michael. Innentől mindennap egyre több és több lépést volt képes megtenni. 2005. júniusban végleg kiszállt a tolókocsiból. Jelenleg is orvosi kezelés alatt áll, de az antibiotikumos kúrát szünetelteti, amíg felgyógyul egy könnyebb autóbalesetből.

Michael attól fél, hogy sohasem nyeri vissza a rövid távú memóriáját és az olvasási képességet, így nem kapja vissza régi, rendszergazdai állását. Jelenleg rokkantsági segélyt kap, amit „nyomasztónak" talál. Az orvosok szerint a javulásra jó esélye van, azonban 5-7 évet várnia kell. „Nem olyan nagy baj az, még ha nem is leszek már ennél jobban" – említi búcsúzóul Michael – „elég összehasonlítom az alternatívával."

HOGYAN LEHET MEGKÜLÖNBÖZTETNI A LYME-KÓRT ÉS AZ ALS-T EGYMÁSTÓL?

Piros bőrfolt

A Lyme–betegek közel felénél alakul ki a csípést követő egy hónapon belül piros folt, mely lehet szabályos vagy szabálytalan alakú, egy vagy több színű. Az ALS esetében ez nem jelentkezik.

Fáradtság

A Lyme-kórban szenvedők a következőkkel szembesülnek: fáradtság, fejfájás, hidegrázás, láz, bedagadt nyirokcsomók.

Az ALS esetében a National Institute of Neurological Disorders and Stroke Intézet útmutatója szerint a gyengeség előbb a test egy bizonyos részén jelentkezik, és onnan terjed tovább.

Izomzat

Mindkét betegség esetében hasonlatosak a tünetek és az izomfájdalom. A Lyme-kórban szenvedőknél jellegzetes tünet a Bell palsy, az izmok az arc egyik vagy mindkét oldalán elveszítik az erejüket. (Ez nem feltétlenül látványos, az arcom bal fele pl. teljesen érzéketlen, de nem lóg.) A Lyme másik jellegzetessége a nyaki fájdalom.

Az ALS korai tünetei között mindkettő szerepelhet a fentiek közül.

Ízületi fájdalom

Tipikusan a Lyme-kórban szenvedők a késői fázisban ízületi gyulladással szembesülnek, leginkább a térdre jellemzően. A fájdalmat a „fogfájás" a térdben tudja a leginkább leírni. Ez lehet mindkét, de leginkább csak az egyik oldalon.

ALS esetében leginkább a kézen jelentkezik az ízületi fájdalom, és ennek erőssége is kisebb.

Nyelési nehézség

Mindkét esetben előfordul, bár a Lyme esetében kevésbé közismert orvosi körökben. Ugyanúgy, mint az arcbénulás, a teljes bélrendszer képes lebénulni.

Izzadás

A Lyme-kór szintén rendkívül jellegzetes tünete. Társfertőzésre kell gondolni, ha az izzadás leginkább:

– éjszaka jelenkezik, a beteg „elázva" ébred, esetleg át is kell öltözni – Babesia-gyanús,

– délután vagy reggel jelentkezik, a „ragadok" kifejezés a legtalálóbb – Bartonella-gyanús.

Tesztelés

Krónikus Lyme-betegeket nem mindig tesztelnek pozitívan Lymekórra. Több labort érdemes felkeresni és PCR-vizsgálatot kérni. Negatív teszt esetén egy hetes antibiotikum adag beszedése segíthet, ez bevált trükk.

Az EMG-vizsgálat után számos ALS-beteg jelezte, hogy a rákövetkező napokban Herx reakciót élt át. Ez azért van, mivel az EMG-gép a Rife-géphez hasonlatosan működik, és baktériumpusztulást idéz elő.

Gyógyszerezés

Lyme esetében – és ilyen fokú állapotromlásnál – Amerikában napi 4 g rochepin intravénásan 1 hónapon keresztül, ezt követően egyéb antibiotikumok. Rendkívül ritkák az ezzel kapcsolatos kísérletek a veszély miatt, az az amerikai orvos, aki először próbálkozott vele, a most megjelent könyvébe leírja, hogy az antibiotikumot követő Herx reakcióba két betege is belehalt.

Az ALS nem az izmok betegsége és nem motor neuron, hanem az agyat érinti. Ez az ALS betegek 2/3-ánál tisztán kimutatható. A jegyzet bemutat egy térképet, melyen egyértelműen kivehető, hogy az ALS gyakorisága egybeesik a Lyme-kór gyakoriságával. Továbbá említi az esetet, amikor egy norvég légibázis 140 dolgozója hunyt el ASL-ben, miután azonban a halotti bizonyítványon ez csupán 39 konkrét esetben lett feltüntetve (a többin légzési elégtelenség szerepelt), rövid belső vizsgálatot követően a katonaság lezárta az ügyet és a bázist lebontották. Egyébként számos SM, Alzheimer és Parkinson megbetegedést jelentettek ugyanarról a bázisról ezzel egyidőben.

Egy olasz kutató szerint egy átlagos olasz focistának hatszor annyi esélye van arra, hogy ALS-ben haljon meg, mint egy átlagos olasznak. Mexikóban az ALS-betegek száma harminchétszer kevesebb, mint Finnországban. Mexikóban egyébként a kullancsok száma is elenyésző. A Mascona-tó körül élőknek huszonötször nagyobb esélyük van az ALS-re, mint az átlag amerikainak. A tartomány az első helyen áll a Lyme-betegek számát tekintve.

Számos tanulmány mutatott ki összefüggést az ALS és a Lyme között, ilyet például a Halperin-tanulmány is, ami majd' mindegyik ALS betegnél kimutatta a Lyme-ot, de a szerzők a végén ezt véletlen egybeesésnek tudták be és az összefoglalóban már „csak" 47%-ot emlegetnek.

Nem olyan régen ezek a tudományos kutatások elérhetőek voltak bárki számára a neten, ma fizetni kell és kötelezettséget vállalni arra nézve, hogy a tanulmány tartalmát nem adod tovább harmadik személynek semmilyen formában. Nem csoda, hogy az átlag ALS-beteg ezek után nem fér hozzá ezekhez az információkhoz.

A Halperin-tanulmány első paragrafusában említi, hogy 19 betegből 9 Lyme-pozitív. Ehhez az ELISA-tesztet használták, melynek megengedhetetlenül sok esetben álnegatív az eredménye. Ezután futólag említik, hogy valójában 21 beteg számítható pozitívnak a 24-ből (88%). Mekkora esélye volt ennek 1990-ben, amikor mindössze 8000 feljegyzett ALS-eset létezett?

A Halperin-tanulmány további megállapítása az volt, hogy a bulbáris ALS-betegek 12%-ának kimutatható a Borrelia az agyban. Az ALS-betegség 25%-ban indul bulbárisan, ezeknek a betegeknek az állapota gyorsabban romlik, hamarabb okoz nehézséget a nyelés, a beszéd és a rágás.

Dr. David Martz a leghíresebb ALS-sel félrediagnosztizált beteg, tapasztalatait az Acta Neurologica Scandinavica orvosi lapban tette közzé. Mivel a diagnózist követően azt gondolta, rövid ideje van csupán hátra, a pozitív Lyme-tesztet követően kezdett bele a saját maga által készített antitiobikumos protokollba. Esetében a fertőzés krónikus volt, az első Lyme-tesztek negatív eredménnyel jöttek vissza a laborból, ezért 5 napon keresztül „provokálta" a szervezetét az immunválaszra, végül vizeletből sikerült kimutatnia a Borrelia jelenlétét. Ekkor már nem tudott 5 percnél tovább állni, segítség nélkül öltözni, enni, vállán és alsó végtagjain szemmel láthatóan eltűntek az izmok.felgyógyulását követő kutatásában több, mint 800 beteget „látott el" az évek során, akiket antibiotikummal kezelt.

Dr. Martz megfigyelései összefoglalva:

– a nem neurológiai jellegű tünetek hamarabb javulnak, mint a központi idegrendszert érintőek

– a betegek 50%-a „Herxezett", ilyenkor csökkenteni kellett a gyógyszermennyiséget,

– az eltűnt izmok sohasem jönnek vissza, de a meggyengültek képesek regenerálódni,

– soha senki nem gyógyult meg 100%-osan,

– az ágyhoz között betegek funkciója nem javul,

– a korai diagnózis (minimális funkcióvesztés) sokat javul,

– néhány beteg előbb javul, aztán visszaesik, majd alacsony dózison javul – egyébként is nagyon lassan kell kezdeni,

– a lassú kezdés és lassú haladás hatékonyabb, mint az agresszív kezelés hatalmas adag antibiotikummal,

– az ESR- és a CRP-érték általában normális,

– rendkívül kevés komplikáció adódott a magas dózisú, hosszú távú antibiotikumos kezelés következtében.

Hogyan küzdjünk meg a traumával?

Van, aki erre a mondatra így reagál: „Milyen trauma? CSAK Lyme-od van!" És persze a szokásos, ami mindig követi: „Vannak nálad SOKKAL betegebbek. Túl sokat foglalkozol magaddal."

Pedig ér ám trauma minket, hosszú az út. Nem csak az egészségi állapotunk sérült, mi magunk is. Az esetek döntő többsége szélmalomharcként indul. Győzködjük előbb magunkat, hogy nem vagyunk „bolondok", nem képzeljük be az egyre furcsább tüneteket. Győzködjük a családtagjainkat, hogy bár „jól" nézünk ki, valójában kutyául vagyunk. Végül az orvosunkat, aki újra és újra biztosít minket, hogy teljesen rendben vagyunk, az összes leletünk negatív, valószínűleg a stressz az oka.

Teljesen megdöbbentenek az ezzel kapcsolatos fórumbejegyzések. Egy amerikai asszony arról ír, a férje rendőrséget hívott rá, elmegyógyintézetbe akarta záratni, a nő a zuhany alól menekült ki törülközőbe csavarva és a bokrok között bújkálva, rejtőzködve, haladva keresett menedéket az anyja házában. Mások arról számolnak be, hogy a férjük, feleségük a kezelőorvossal összefogva próbálta őket lebeszélni a Lyme-diagnózisról, hiszen annyira „nem jellemző" a lakóhelyükön. A fórumokon ilyenkor a következő tanács bukkan fel leggyakrabban: Nézesd meg velük az *Under our skin* videót, majd meg fogják érteni.

A film megvan nekünk is, az orvosunk felajánlotta a DVD-t, de addigra a párom beszerezte. Bevallom, nem néztem meg. Láttam belőle részeket a Youtube-on és ez tökéletesen elegendőnek bizonyult a sokkolásomhoz. Vizuális típus vagyok. Nincsen szükségem arra, hogy lássam, milyen lehetett volna, milyen lehet még.

Megvívtuk mi is a kis csatáinkat. Otthon a család nem értette, mi a baj. Persze nem láttak, 1500 km-rel arrébb voltak, onnan biztosítottak arról, hogy a Lyme-kór az semmi, mindenki meggyógyul, olyan, mint a nátha. Akkor már lépni sem tudtam a fájdalomtól, nem voltam ura az izmaimnak, nem tudtam felkelni az ágyból és egyre jobban elborultam. A párom azonban bízott bennem. Az első perctől fogva. Sohasem vonta kétségbe, hogy valóban rosszul vagyok, nem mondta azt a harmadik orvos után sem, akik a kezdetekben pszichológushoz akartak küldeni, hogy most már ne szimuláljak, nem célozgatott depresszióra. Vitába szállt az orvossal, aki szerint sokat „olvasgattam" a neten, fogta a kezemet lumbálás közben, fizette az összes, néha meggondolatlan alternatív „megoldásomat" szó nélkül, hónapokig hazarohant a munkahelyéről ebédszünetben, hogy megfőzzön. Nem szólt rám és most sem szól, pedig látom, nem tetszik neki, ahogyan „elveszek" a virtuális Lyme-világban. Egy olyan világban, amelybe ő nem fér bele.

Már kezdtek lassan jóra fordulni a dolgok. Visszamentem a munkahelyemre. Szellemileg ismét tiszta vagyok, újra beszélek angolul, jobb napjaimon franciául is. Már meg merek szólalni az értekezleteken, nem esem le a székről, ha oda kell figyelnem hosszú időn keresztül, folyamatosan. Az a baj, hogy ideges vagyok és kapkodom, főleg az emberi kapcsolatokban. Munkahelyi kapcsolatokban. Megváltoztam. Nem „udvarolom" körbe a kollégáimat, nem próbálom „becsomagolni" a véleményemet. Úgy érzem, nem is tudnám. Az elmúlt időszak arról szólt, hogy higgyek magamban, minden és mindenki ellen. Bízzam abban, ösztönösen tudom, mi a jó, merre vezet az utam. Nem tudom magam visszafogni. Nem akarom magam visszafogni. Még ha így bele is zuhanok a szakadékba.

Ez is menekülés, menekülés az újraélés ellen. Nem nézek vissza. Nincsen hátra, csak előre. Egyre jobban és egyre magasabban görgetve magunk előtt az elmúlt időszakban felhalmozódott sérelmeket. Dühöt. Félelmet. Mert van bőven, mindegyikből. Mérges vagyok a családomra, amiért a kezdeti időkben nem értették meg, milyen beteg vagyok. Dühös vagyok. Az orvosokra, akik pszichiáterhez küldtek, akik megtagadták a Lyme-tesztet, akik a szemembe soha, de a hátam mögött a páromnak annál többször mondták, hogy csak figyelmet akarok. És félek. Félek, mert érzem, mi mindannyian maratoni versenyt futunk, és nem látom kiírva az eddig megtett távot. Nem látom át a pályát, nem tudom, mennyi lehet még hátra. Egyenes az út, esetleg göröngyös? Várnak az út szélén segítők vagy magamra leszek utalva? Segíthetek-e közben másoknak? Eljut-e a hangom majd hozzájuk vagy elviszi a szél?

Félek, mert még nyolc hónap alatt sem szoktam meg ezt az egyszer fent, egyszer lent állapotot, amiben a békés hetet váratlanul feldúlja a visszaesés és ismét olyan mértékben romlik az állapotom, hogy a páromnak kell megitatnia. Félek, mert letértem a kikövezett útról és egy olyanon haladok tovább, ami ritkán járt. Néha rám tör a reménytelenség, és akkor napokon át sírok, mindig és mindenen, az autóbuszon, éjjel alvás helyett és az akupunktúrás asztalon, miközben tűk állnak ki a kezemből, hátamból. Utóbbit nem javaslom senkinek, érdekes volt sündisznónak öltözve orrot fújni.

Dr. Klinghardtnál láttam először, hogy a krónikus betegek gyógyulási fázisában az első lépések egyike a betegség közben átélt traumák feldolgozása. A feladat: két hónapon át napi 20 percben leírni a múltbeli sérelmeket. Addig nem is halad tovább az „igazi" gyógyításra.

Dr. Cowden a protokollja közben vagy tetszés szerint a végén ajánlja az EZOV, a REMAP vagy az EVOX módszert.

Nekünk, magyaroknak itt van az agykontroll. Aki nem akarja elvégezni a két napos tanfolyamot, az megvásárolhatja magát a hanganyagot is.

http://www.agykontroll.hu/beteg-vagyok-gyogyulni-akarok

178

Május

ÖSSZEESKÜVÉS-ELMÉLET

Alapvetően két álláspont létezik. Az egyik oldal szerint a Lyme-kór nehezen elkapható, pár hét antibiotikummal könnyen, maradéktalanul gyógyítható betegség, minden ezt követő, esetlegesen fellépő további tünet a poszt-Lyme-szindrómának tudható be. A kedves beteg forduljon pszichológushoz. A másik oldal számtalan módon támasztotta alá az ellenkezőjét az elmúlt évek során, nagy kockázatot vállalva: ezeket az orvosokat a törvény erejével elhallgattatják, az engedélyüket bevonják. Mindaddig, amíg közvetlenül nem érintett az ember saját maga vagy családtagja által, igazából mindegy, kinek van igaza.

Ha alaposabban beleásunk, rálelünk a betegség összeesküvés-elméletére. Plum-sziget. Alig két mérföldnyire fekszik Long Islandtől, ami az 1990-es évek egyik legfertőzöttebb területévé vált, csupán 85 mérföld New York városa. A térképek jelentős hányada nem tünteti fel mégsem. Itt működik ugyanis az Egyesült Államok legnagyobb, állatbetegségekkel kísérletező laboratóriuma, az Animal Disease Center, ami 1954 óta végez kutatásokat az állati betegségekkel kapcsolatban, olyanokat, amelyek közelebb visznek a mezőgazdasági termelés és az Egyesült Államok élelmiszerellátásának biztonságosabbá tételéhez. 2011 azonban mindent megváltoztatott.

Michael C. Carroll Wall Street-i jogtanácsosként dolgozott, mielőtt megírta volna Lab 257 című leleplező könyvét, hét év munkájának gyümölcsét. Számos titkosított kormányzati dokumentum, mélyinterjú kap helyet a Plum-sziget munkásságáról, amit a szerző hat alkalommal személyesen keresett fel, mielőtt nemzetbiztonsági okokra való hivatkozással kitiltották. Magukra hagyott, megfertőződött dolgozók visszaemlékezésein át jutunk el a Lyme-kór összeesküvés-elméletéig.

Ezt az elméletet megalapozzák a telephelyhez fűződő nevek is, olyan alapítóké, mint például a német Dr. Erich Traub, aki a második világháborúban közvetlenül Heinrich Himmel alatt szolgált. Traubot 1949-ben csempészték be a Paperclip fedőnevű akció keretein belül az Egyesült Államokba. John Loftus, a *The Belarus Secret* című könyv írója szerint a Plum-szigetre „importált" náci tudósok fertőzött kullancsokon kísérleteztek, melyeket Connecticut közelében teszteltek le az 1950-es években. Ezt Jerry Callis, korábbi létesítményigazgató megerősítette, legalábbis ami a fertőzött kullancsos részt illeti, azonban nyomatékosan kijelentette, hogy az intézet falain kívül erre sohasem került sor.

Nem meglepő a feltételezés, hiszen máskor is előfordult. Az embereken való eltitkolt tesztelés valószínűsége az '50-es években merült fel a Serratia marcescens nevű baktériummal kapcsolatosan. Egy „Sea-spray" fedőnevű művelet során Kaliforniában engedték „szabadon" az ártalmatlanak mondott baktériumot, melynek következtében tizenegyen kerültek kórházba és Edward J. Nevin, az egyik beteg meghalt. Egy 1977-es szenátusi meghallgatás során pedig kiderült, az elmúlt évtizedekben a hadsereg 293 alkalommal végzett hasonló jellegű kísérleteket, 80 alkalommal olyan baktériumokkal, melyeket akkor ártalmatlannak hittek a kutatók. 1978-ban újabb botrány kötődött a szigethez, a száj- és körömfájást okozó vírus elszabadulása, mindezt azonban csak 2008-ban ismerték el a Bush-kormányzat alatt.

Caroll nem a szándékosságot emeli ki, inkább azt a hanyagságot, ahogyan a szemtanúk szerint a tesztelésre szánt állatokat kezelték. Szemtanú bizonyítja a fertőzött kullancsok szándékos elterjesztését a szigeten, ami az éves madárvonulat útjában fekszik, egyaránt szolgálva költő- és pihenőhelyéül. Szintén szemtanúk számolnak be szigetre átúszott szarvasokról, melyek gyakran dézsmálták meg a kinti kifutókban tartott állatok eledelét. Kezdetben a hadsereg biológiai fegyvereket kutató laborját szoros őrség alá vonták, a szigetre átúszó vadakat valamint az odatévedő madarakat a katonák lelőtték. A biztonsági előírások szigorúsága még VIP státuszú kutatók számára sem engedélyezte a belépést a területre, ahogyan az minden látogató számára tilos volt. Az odatévedő vagy kíváncsiság hajtotta halászokat, turistákat figyelmeztető lövésekkel térítették el a kikötéstől. Az állatokkal nem volt ilyen jellegű probléma, a kísérleteket egyik sem élte túl, a tetemektől égetéssel szabadultak meg. Az állatokért felelős gondozók átlagosan napi 17, míg a tudósok 22 zuhannyal igyekeztek elkerülni a fertőzésveszélyt. Nők nem dolgozhattak a laborokban, férfiak is csupán önkéntes alapon. Távozásuk után a szigetet azonban az állatorvosok vették át, akik nem rendelkeztek sem megfelelő eszközökkel, sem idevágó katonai tapasztalattal.

Ron Fitzsimmons 1976-ban Tom Downey szenátor mellett dolgozott gyakornokként. Az irodájuknak címzett levélben a Plum-szigeti furcsaságokról írt újságcikk lapult. Szúrópróbaszerű telefonhívások után talált a városban olyanokat, akik hajlandóak voltak szóba állni vele – a telefonos lehallgatástól félve kizárólag személyesen –, azonban valamennyi meggondolta magát röviddel a találkozót megelőzően. Ekkor a szenátor maga kereste fel a szigetet, bejelentés nélkül, váratlanul. A biztonság olyannyira elméletben létezett csupán, hogy Fitzsimmons engedély nélkül közelíthette meg a szigetet, szabadon és felügyelet nélkül lépett be az őrizetlen épületekbe, sőt még egy üvegcsékkel teli hűtőszekrényt is felnyitott. A Newsday riportereivel közösen nyomozó politikus a kezdeti sikerek után hamar falakba ütközött. „Beszéljen a főigazgatóval!" – utasították el a korábban felkeresett emberek, vagy egyszerűen se szó, se beszéd, rácsapták a telefont. Minden további vizsgálódás itt lezárult.

Az eddig kimondatlan kérdést mégis feltették, igaz, egy másik hátborzongató üggyel kapcsolatosan. Elképzelhető, hogy egy kormány szándékosan szörnyűséges halálmódnak tegye ki az állampolgárait? Tegye mindezt egy orvosi kísérlet kedvéért? Pedig a kérdést feltették és a válasz, bármily megdöbbentő: igen. A Tuskegee szifilisz kísérlet 1932 és 1972 között zajlott kormányzati beleegyezéssel és közreműködéssel Alabama államban. Kormányzati irányítással helybéli feketéket fertőztek meg szifilisszel, hagytak szándékosan ellátatlanul, hogy így tanulmányozhassák a baktérium okozta károkat. A résztvevők közül 399 már az előválogatás során szifilisszel fertőzött volt, 201 azonban egészséges. A részvételért cserébe ingyenes orvosi ellátást, ételt és ingyenes temetést ajánlottak fel, ami a gazdasági válság korszakában nagy kincs volt. Az orvosok azonban sohasem említették név szerint a szifiliszt, csupán arra adtak ígéretet, hogy kezelni fogják a „rossz vért", ami akkoriban magába foglalta a vérszegénységet és a fáradtságot is. A negyven évig tartó emberkísérlet több etikai problémát vetett fel, de igazából az 1940-es évek után vált megbocsáthatatlanná, a pencillin – a szifilisz kezelésére jó szolgálatot tevő antibiotikum – felfedezése után. Nemhogy nem kapták meg a betegek az esetenként életmentő gyógyszert, a tudósok abban is megakadályozták őket, hogy ezt a kezelést máshol kapják meg, például a katonasági alkalmassági vizsgálatot követően. Ennek következtében 1972 végére csupán 74-en maradtak életben a tesztalanyok közül. 28-an szifiliszbe haltak bele, 100-an annak szövődményeibe, 40 feleség kapta el a szexuális úton terjedő fertőzést és 19 gyermekbe örökítették át.

Egy, a projekten dolgozó statisztikus 1966-ban tette fel első ízben a kérdést a CDC-nek (The Center for Disease Control) az esetleges befejezésről. A CDC álláspontja szerint azonban nem volt semmi ok abbahagyni, legalábbis a vége előtt nem. Addig nem, amíg valamennyi beteg bele nem hal, és nem történt meg a boncolásuk. Peter Buxtunt azonban nem hagyta nyugodni a lelkiismerete, és 1972-ben a legnagyobb amerikai lapok a címoldalukon hozták le a sztorit. A szenátusi meghallgatást követően hivatalosan is elrendelték a kutatás lezárását, az amerikai kormány pedig 9 millió, kártérítésre fordított dollárral lett szegényebb, a bocsánatkérésre azonban 1997-ig, Bill Clinton elnökségéig várniuk kellett. A történetet abban az évben az HBO is megörökítette Miss Evers' Boys címen.

2010-ben került nyilvánosságra egy másik, embereken végzett kísérlet is. 1946 és 1948 között amerikai orvosok szándékosan fertőztek meg elítélteket, katonákat és mentális kórházakban tartott személyeket szifilisz vírussal, illetve gonorrheával. Mindezt a Guatemalai Egészségügyi Minisztérium belegyezésével és aktív részvételével. Összesen 696 férfit és nőt tettek ki a betegségnek, azok tudta, beleegyezése nélkül.

Feltételezhetjük-e a történtek fényében, hogy valóban abbamaradtak ezek a kísérletek? Kételkedésre ad okot a Mycoplasma baktérium körül játszódó alábbi eset, a baktérium, ami a Lyme-betegek több mint 84%-ában kimutatható. Mivel rendkívül változatosak a tünetei, könnyű elmenni mellettük. A részleges lista tartalmazza a krónikus fáradtságot, az ízületi fájdalmakat, hőemelkedést, fejfájást, emésztési panaszokat, hasmenést, látási zavarokat, memóriazavarokat, alvási nehézséget, bőrkiütést, ízületi merevséget, depressziót, ingerlékenységet, székrekedést, éjszakai izzadást, a koncentráció hiányát, izomgörcsöt, idegességet, szorongást, mellkasi fájdalmakat, légzési nehézséget, egyensúlyzavarokat, fényre való érzékenységet, hajhullást, vizelési panaszokat, pangásos szívelégtelenséget, rendellenes vérnyomást, kémiai érzékenységet, nehezen múló köhögést, nyirokcsomó fájdalmat, szemfájdalmat, foltokat a szemen, hogy csak a legfontosabbakat említsük.

Talán a figyelmes olvasónak is feltűnt, a fentiek valóban megegyeznek a Borrelia által kiváltott tünetekkel. Nem csak a krónikus Lyme-betegek nagy részében található meg a Mycoplasma, kimutatták a következő betegségek esetén is:

- ALS (a vizsgált betegek 90%-ában),
- szklerózis multiplex,
- autizmus,
- krónikus fáradtság-szindróma,
- rheumatoid arthritis,
- krónikus asztma

A Mycoplasma több mint 100 típusa létezik, de csupán fél tucat képes megmaradni az emberi testben. Dr. Nicolson kutató szerint szexuális úton terjedhet, de nem feltétlenül a legintimebb formában,

184

nyállal szintén át lehet adni. Ezt arra alapozza, hogy a Golf-szindrómás betegek házastársának fele, míg gyermekei 100%-a fertőződött.

A texasi egyetemen kutató Dr. Garth Nicolson felesége 1987-ben betegedett meg, majdnem végzetesen, szerencsére sikerült az utolsó pillanatban diagnosztizálni és kigyógyítani a Mycoplasma-fertőzésből. Néhány évvel később a házaspár Golf-öbölben szolgálatot teljesítő lánya tért haza súlyos tünetekkel, melyek javarésze megegyezett édesanyja korábbi panaszaival. Ez adta az ötletet Dr. Nicolsonnak, hogy a közismertebb társfertőzéseken kívül (Brucella, Borrelia, Ehrlichia) mást is számításba vegyen. A Golf-háborúból visszatérő katonák véréből ezután rendkívül magas, megközelítőleg 45%-os arányban mutatta ki a *Mycoplasma fermentans* jelenlétét. Dr. Nicolson azt is megfigyelte, hogy a krónikus fáradtsággal diagnosztizált betegek többségénél a Mycoplasma jelen van, azonban ez az arány még magasabb, 75% a Borreliával fertőzött betegek esetében. Utóbbiak több mint a fele a *M. fermentan* altípussal fertőzött, 23%-a pedig az *M. pneumoniae*-t hordozza. A fentiek alapján Dr. Nicolson megállapította, hogy a Mycoplasma az első számú társfertőzés egy Lyme-kóros beteg esetében.

Dr. Nicolson ezt megelőzően munkája kapcsán találkozott hasonló kóresetekkel. Texasi börtönökben megmagyarázhatatlan eredetű neurológiai panaszok jelentkeztek mind a börtönőrök, mind az elítéltek esetében, együttesen több mint 70 ALS, jónéhány SM és számtalan arthritis diagnózis megszületését vonva maga után. A sajtóban „rejtélyes betegség" néven emlegették. Dr. Nicolson vizsgálatai megállapították, hogy a börtönőrök és családtagjaik vérében kimutatható a *Mycoplasma fermentans,* aminek egyik változata, a *M. fermentans incognitus* biológiai fegyverként jegyzett. A *M. fermentans incognitus* a természetben előforduló *Mycoplasma* genetikailag módosított változata, ötvözve a HIV-1 egy bizonyos génjének a darabjával, ami így sokkal ellenállóbbá teszi, és jobban károsítja az immunrendszert. A doktor valószínűsítette, hogy rabokat használtak fel kísérleti nyúlként, azonban valami balul sülhetett el, hiszen egyre több őr vált a baktérium áldozatává, hozzátartozóikkal egyetemben. Az ALS-sel diagnosztizált rabok később életüket vesztették, Dr. Nicolson azonban hiába várta tetemüket boncolásra a texasi egyetemen, ahogyan ezt a törvény előírta. Azokat titokban egy magánkézben lévő krematóriumba szállították és elhamvasztották, az orvosi leleteket szintén eltüntetve. Egy dokumentum később mégis napvilágot látott, amiből kiderült, hogy a börtönök, a Baylor College of Medicine és a Védelmi Minisztérium közösen végzett emberkísérleteket Mycoplasma, Brucella és Parvovirus B19-cel. Erről könyv is jelent meg, *Project Day Lily* címen.

Dr. Nicolson úgy gondolta, a börtönőröket és a katonákat oltással fertőzték meg. Ezt arra a tényre alapozta, hogy az őt felkereső Golföböl-szindrómás katonák nem jártak a fronton. Gerald Schumacher vallomása szintén alátámasztja az elméletet, a hivatásos katona nyugdíjba vonulása után nyilatkozatában jelentette ki, hogy biológiai fegyvereket feltérképező és semlegesítő speciális osztagát nem engedték bevetni. Az irakiak az USA-tól kaptak biológiai fegyvereket az Irak–Irán háború alatt. Ezeket ahelyett, hogy leltárba vették volna, a helyszínen felrobbantották. Véletlen vajon, hogy a kuvaiti lakosság közel 25%-a mutatott Mycoplasma fertőzéssel azonos tüneteket ezt követően? Dr. Nicolson magánnyomozását a kormányzat nem nézte jó szemmel, erős nyomást gyakoroltak az egyetemre, a kutató személyének eltávolítását és laboratóriumának bezárását követelve.

Az összeesküvés-elmélet terjedésének melegágya a Lyme-diagnózis megszerzését megelőző bonyodalom. Ma már egyre gyakoribb, hogy a beteg saját kórképére ismer rá az internet segítségével, a televízióban vagy a lapok hasonló történeteket taglaló hasábjain. Ha el is jut az orvoshoz, aki elvégzi a tesztet, annak kiértékelése és a megfelelő kezelés komoly akadályokba ütközik. Amennyiben pozitív az eredmény, úgy ál pozitívnak állítják be, negatív esetén pedig nem mondják el a betegnek azt a tényt, hogy a forgalomban lévő tesztek megbízhatósága erősen kétségbe vonható. Maga az ELISA gyártója jelentette ezt ki a mellékelt használati utasításban, 50% körülire becsülve a teszt érzékenységét, aláhúzva a klinikai diagnózis meglétének elengedhetetlenségét.

Dr. Muddasar Chaudry Virginiából félreérthetetlen választ ad a kérdésre, miért nem kezelheti a betegeit. „A kezeléseket korlátozzák a felügyeleti szervek, mint pl. a CDC." Egy másik orvos ennél tovább is megy. „Azok, akik krónikus Lyme-os betegeket kezelnek, a legjobb esetben is zaklatásnak vannak kitéve, egyeseknek azonban tönkretették a karrierjét. A túlélés miatt nem kutathatnak ezen a területen."

A több díjat nyert Under our skin dokumentumfilm készítői mutatták be közelről ezt a furcsa helyzetet, dr. Charles Ray Jones példáján keresztül, aki gyakorlatilag a világ egyetlen gyerekekre szakosodott Lyme-orvosa volt nyugdíjba kényszerítése előtt. Engedélyének felfüggesztése mellett 20 000 dollár büntetést kellett befizetnie. A filmkészítők felhívják a figyelmet arra, hogy az eltelt évben összesen 43 orvos részesült valamilyen szankcióban foglalkozás közben elkövetett szexuális zaklatás, hanyagság vagy gondatlanság miatt, azonban a rájuk kirótt pénzbüntetés egyetlen esetben sem lépte túl az 5000 dollárt. 2012 végére dr. Jones adóssága a további pereket követően elérte a 100 000 dollárt, ezért felhívással fordult a Lyme-betegek közösségéhez, karácsonyi adományokat kérve az őt képviselő ügyvédi iroda nevére kiállított csekk formájában.

Több magyarázattal szolgálnak a dokumentumfilmben megszólalt szereplők a kutatások körül kialakult furcsa helyzetre:

„Valahogy olyan ez, mint egy tökéletes „betegségvihar", összehoz pár eseményt az orvostudomány történetében. 1980-ban az USA beleegyezett abba, hogy a kormányzati intézmények és az egyetemek élő organizmusok kutatásából származó nyereségre tegyenek szert. A Lyme-kórért felelős baktériumot 1981-ben fedezték fel és azonnal szinonimájává vált az oklahomai földosztásnak, mindenki mikroszkópot ragadott. Emiatt azok a szakértők, akik valóban

birtokában voltak az információnak erről a veszélyes és új kórokozóról, nem akarták megosztani azt. Visszatartották az információkat, hogy így biztosítsák a jövőbeni nyereséget. Ezek a professzorok, különösen a biológusok, megpróbálták megtartani a gyakran állami laborokban végzett felfedezéseket a maguk számára úgy, hogy saját céget alapítottak. Ami eladható, az fogja megadni a kutatások irányvonalát a legtöbb esetben és nem az, ami orvosi szempontból szükséges, esetleg hasznos."

A dokumentumfilm megszólaltatja a betegeket, valamennyien hasonló bánásmódról számoltak be, megegyező orvosi álláspontokról:

- *– „Az én esetem tipikus iskolapélda volt. Vadőrként dolgoztam először is. Másodszor, pontosan tudom, mikor csípett meg a kullancs, el is vittem az orvosomnak. Harmadszor, megjelent a piros bőrpír. Negyedszer, megvolt az összes klasszikus tünet, ami a neuroborreliosisra jellemző. Ezeket mind elmondtam az orvosoknak, mégis, csupán az ötödik jött rá, mi a bajom."*

- *– „Nem hiszem, hogy beteg lenne, nincsen semmi baja."*

– „Nem hiszem, hogy bármi betegsége lenne."

– „Semmi baja."

– „Visszajöttek a laboreredmények. Minden rendben. Teljesen egészséges."

– „Az olyan emberek számára, mint te, nincsen gyógymód."

– „Az elmúlt 12 év alatt diagnosztizáltak nálam lupust..."

– „krónikus fáradtság szindrómát, Crohn-betegséget,"

– „fibromyalgiát"

– „lupust, fibromyalgiát, szklerózis multiplexet,"

– „rheumatoid arthritist,"

– „krónikus fáradtság szindróma,"

– „Parkinson."

– „Szifilisz."

– *„Szklerózis multiplex."*
– *„Amiotrófiás laterális szklerózis (ALS), a szklerózis multiplextől eljutottunk a semmihez."*
– *„Kihúznak valamit a kalapból, amit csak el tudnak képzelni. Egyik orvos a másik után, egyik orvos a másik után, egyik orvos a másik után, egyik orvos a másik után. Téves diagnózisok, gyógyszerek felírása, amik nem hatnak. Végül azt sugallják, őrültek vagyunk."*

Felvetették a kérdést, vajon nem korlátozza-e a betegek lehetőségeit az orvosi ellátás igénybevételére az aktuális orvosi protokoll összeállításának háttere. Ideális esetben az ezt jegyzők és a kezelést finanszírozó biztosítótársaságok között nem állhatna fel gazdasági összeférhetetlenség. Mégis, ha közelebbről szemügyre vesszük, a 14 tanácsadóból 6 fő olyan egyetemről származik, mely Lyme-kórral vagy annak társfertőzésével kapcsolatos szabadalommal rendelkezik. A 14 orvosból 4 kapott támogatást Borrelia-kutatásra vagy új diagnosztikai tesztek fejlesztésére. Közülük 4 fő került be a protokollt összeállító bizottságba biztosítótársaságok által, ők emellett igazságügyi szakértőként tanúskodnak a Lyme-kórt hosszú távú antibiotikummal kezelő orvosok ellen. További 9 kutató kapott támogatást gyógyszergyáraktól Lyme-kór ellenes vakcina előállítására. Az ISDA (Infectious Diseases Society of America) tagadta a vádakat és a film megjelenését követően közleményt adott ki, melyben kijelentette, hogy álláspontja szerint nem állt fel semmiféle érdekellentét ezeknél a szakértőknél.

Sajnálatos módon a kérdésben szintén vizsgálódó connecticuti államügyész ennek az ellenkezőjét bizonyította be, vagyis szoros pénzügyi összefonódást és érdekeltséget talált az ISDA panel, illetve a gyógyszergyártók, biztosítótársaságok között. A kirobbanó botrányt követően a panel elnöke kivételével lecserélték az összes orvost, aki részt vett a bizottság munkájában, továbbá feltételként szabták, hogy évi 10 000 dollár feletti bevétele nem származhat az újonnan beválogatott tagoknak Lyme-betegek kezeléséből. Kérdés persze, hogy ez a döntés mennyiben segíti a betegek érdekérvényesítését, hiszen ez a döntés egyben azt is jelenti, hogy a kezelési protokollt összeállító orvos nem Lyme-betegekre specializálódott.

Dr. Joseph J. Burrascano is tanúskodott a szenátusi meghallgatáson, ami az esetleges érdekellentét megállapítására irányult, vallomása itt olvasható:

„Van egy akadémiai csoportja a Lyme-kórral foglalkozó kutatóknak és orvosoknak, akiknek véleménye rengeteg nyom a latban. Sajnos közülük sokan nem tudóshoz méltóan, etikátlanul viselkednek. Elavult, öncélú nézeteket képviselnek és megkísérlik lejáratni azokat, akik az övékétől eltérő véleménnyel vannak. Etikailag megkérdőjelezhető befolyással bírnak az orvosi lapok tartalma felett, ami lehetővé teszi számukra a megalapozatlan tanulmányok publikálását. Összedolgoznak a kormányzati szervekkel az értekezletek napirendjét befolyásolva és kizárják azokat, akik máshogyan gondolkodnak. Személyes vagy professzionális érdekek vezérlik őket, beleértve számos érdekellentétet.

Ez a csoport azt vallja, hogy a Lyme-kór egyszerű, ritka betegség, amit könnyű elkerülni, nehéz elkapni, a diagnózisa egyszerű, könnyen kezelhető és 30 nap vagy kevesebb idő alatt kezelhető antibiotikummal.

Az igazság azonban az, hogy a Lyme-kór a leggyorsabban terjedő fertőző betegség ebben az országban az AIDS után, az ezzel járó költségek több milliárd dollárra rúgnak. A szabadban elkaphatja bárki, nagyon gyakran hónapokig, évekig vagy egy örökévalóságig diagnózis nélkül marad a beteg, akinél emiatt krónikus betegség alakul ki és akár teljesen lerokkanhat annak a kezelésnek az ellenére, amit ez a csoport „megfelelőnek" nyilvánít. Halálos kimenetele is volt már a Lyme-kórnak.

Ez a csoport úgy gondolja, amennyiben a beteg nem reagál a kezelésre, akkor ez az általuk elnevezett poszt-Lyme-szindrómára utal. Szerintük ennek nincsen köze a fertőzéshez, csupán reumás illetve ízületi betegségek tünetei az immunrendszer aktiválódása miatt.

Valójában számos krónikus Lyme-os beteg, akiknek a kezelését elutasították, pozitívan reagál, sőt, meg is gyógyul, amennyiben további antibiotikumos kezelésben részesül.

Érdekesnek találom, hogy azok, akik a poszt-Lyme-szindrómát az arthritis egyik alakjaként definiálják, ennek a betegségnek a holdudvarába tartozó csoportokból és ügynökségekből élnek. Többen közülük közismerten nagy összegű konzultációs díjat kapnak a biztosítótársaságoktól olyan jellegű tanácsokért, amik alapján a 30 napot meghaladó antibiotikum káros. Teszik azt annak ellenére, hogy a beteg látja kárát. Annak ellenére, hogy a kiegészítő kezelés segíthet és annak ellenére, hogy ez az eljárás nem fordul elő más betegségek esetében.

Ennek a csoportnak az útmutatását követve számos állam kormányzati szerve vizsgálatot kezdeményezett, meglehetősen fenyegetőt – azok ellen az orvosok ellen, akik liberális nézeteket vallanak a Lyme-kór diagnózisát és kezelését illetően. Be kell vallanom, magam is kockázatot vállalok azzal, hogy ma nyilvánosan beszámolok ezekről a véleményekről annak ellenére, hogy több száz orvos és több ezer beteg világszerte egyetért velem.

A belső kör torzítása miatt a Lyme-kór egyszerre aluldiagnosztizált és alulkezelt, ami számos állampolgárunkat hátrányosan érinti. Hadd térjek ki ezekre részletesen.

Aluldiagnosztizálás

1. Bejelentési kötelezettség. A jelenlegi kritériumok alapján történő bejelentések nem megfelelőek, és megközelítőleg a betegek 30-50%-át nem veszi figyelembe. Egyes államok csökkentették a bejelentés idejét, ezzel mesterségesen 40% esetcsökkenést idéztek elő, ami miatt a tájékozatlanok azt hihetik, a Lyme-kór terjedése hanyatlásnak indult. A bejelentési eljárás annyira nehézkes, hogy sok orvos nem is veszi a fáradtságot. Számos orvos találta magát az egészségügyi nyomozások célkeresztjében. Végezetül, sok orvos és a kor-

mányzat egy olyan szeriológiai tesztre alapozza a diagnózist, ami a megbízhatatlanságáról híres.

2. Nem megfelelő Lyme-diagnosztika. Köztudott, hogy a szeriológiai vérteszt a Lyme-kór esetében nem elég érzékeny, nem megbízható, nem szabványosított és az esetek 40%-át elhibázza. Ennek ellenére orvosok, főleg azok, akikről az előbb beszéltem és a CDC illetve a NIH vezetősége ragaszkodik ahhoz, hogy ha a teszt negatív, a beteg nem szenvedhet Lyme-kórban. Ezt az álláspontot nem támasztják alá tények. A Lyme-kór diagózisa klinikai, akkor is fennállhat a fertőzés, ha a vérteszt negatív.

3. Közel 4 évvel ezelőtt a NIH egyik laborja, a Rocky Mountain Lab, ami egyike az ország legjobbjának a kormányzatiak közül, kifejlesztett egy nagyszerű diagnosztikai tesztet, a további munka azonban leállt az anyagi források hiánya miatt. Hihetetlen, hogy ha nem lett volna a non-profit National Lyme Disease Foundation 5000 dolláros adománya, az ez irányú kutatás teljesen abbamaradt volna. További 30 000 dollárt gyűjtött össze ugyanez a szervezet, hogy más, az oltással kapcsolatos projektek megvalósulhassanak. Sokan úgy vélik, a kormány által odaítélt több ezer dollár rossz befektetés, a munka nem releváns és a Lyme-betegség prioritása alacsony.

4. A kormányzat és az akadémia által propagált Lyme nem ismeri el a betegség más jellegű megnyilvánulását, az ebbe a kategóriába tartozó betegeket nem diagnosztizálják vagy kezelik, számukra nincsen megfelelő orvosi ellátás. Ennek az az eredménye, hogy egyes Lyme-betegek akár 42 különböző orvost felkereshetnek az évek alatt, hihetetlen összegekért, mielőtt megszülethetne a megfelelő diagnózis. Sajnos amennyiben ez idő alatt a betegség elhatalmasodott, a beteg akár örök életére beteg maradhat. Sőt, bizonyos orvosok „Lyme-hisztéria" címkével látják el őket, és minden tünetet pszichiátriai problémára fognak.

Alulkezelés

Ennek oka a diagnózis hiánya a fenti okokból kifolyólag.

1.   *Az akadémia és a kormány által jóváhagyott kezelési protokollok emipikusak, elégtelenek, olyan állatkísérletekre utalnak, melyek nem a megfelelő modellekkel voltak elvégezve és alapvető farmakológiai ismereteket nélkülöznek. Nem alapulnak valódi, szisztematikus tanulmányokon illetve újabb eredményeken, információkon.*

2.   *A rövid távú antibiotikumos kezelést követően a krónikus betegek nagyritkán térnek vissza a rendes kerékvágásba, ezzel szemben bizonyíthatóan fennáll a fertőzésük. A hosszú távú kezelés azonban politikai okok és/vagy a biztosítótársaságok miatt meg van tagadva tőlük, azokra az önkényes és informálatlan tanácsokra alapozva, amiket a biztosítótársaságok által fizetett orvosok adnak.*

3.   *A hosszú ideig kezeletlenül hagyott vagy alulkezelt betegeknél bizonyítottan alakul ki egy évtizeden belül súlyosabb betegség, emlékeztetnék a hírhedt Tuskeege tanulmányra, amikor szándékosan hagytak szenvedni kezeletlen szifiliszes betegeket, egyes esetekben fatális következményekkel.*

4.   *A Lyme baktériuma a test olyan részeit támadja meg, ahol az immunrendszer és az antibiotikum nem éri el, mint például a szem, mélyen az inak vagy a sejtek. A baktérium életciklusa rendkívül összetett, ami lehetővé teszi az ellenállást az egyszerűbb kezelési stratégiákkal szemben. Ezért a hatékonyság érdekében nagy adagban és hónapokon át van szükség az antibiotikumra, mindaddig, amíg az aktív fertőzés jelei fennállnak. Mivel visszaesés ezután is előfordulhat, hosszú távú kezelési tervre van szükség, évekre, akár évtizedekre, mielőtt a kezelést megfelelőnek, a beteget gyógyultnak nyilvánítanánk.*

5.   *Megfelelően képzett orvosok közreműködésével a hosszú távú antibiotikumos kezelés biztonsággal kivitelezhető. Az országban létrejött több száz Lyme önsegítő csoport, és a több tízezernyi elégedetlen,*

félrekezelt és szenvedő beteg, akik ezeket a csoportokat alkotják, arra mutatnak rá, mennyi valós probléma létezik a Lyme-kór igazi világában. Azt kérem, hogy hallják meg a hangjukat, hallgassák meg a történeteiket és védjék meg azokat az amerikaiakat, akiknek az egészségi állapota forog kockán a Lyme-kór túlpolitizálása miatt. Köszönöm."

2012 februárjában újabb fejlemények borzolták fel a kedélyeket: a tanulmány, ami 12 évig hevert elfeledve (elrejtve?) a fiókok mélyén, pedig alapjaiban változtathatta volna meg a Lyme-kórban szenvedő betegek kezelésének megítélését. Ebben Embers és kollégái tanulmányozták majmokon a 90 napos antibiotikumos terápiát követő Borrelia jelenlétet, kiegészítéseképpen a Klempner által végzett emberkísérleteken, melyet 1996-ban kezdtek el, és aminek a végkövetkeztetéseit már 2001-ben közzétették.

Az Embers által jegyzett változatot a Klempner-kísérletben részt vett betegek képviselete szorgalmazta azzal a céllal, hogy az eddig elért eredmények megerősíthessék egymást. A gyógyszerek mindkét esetben megegyeztek: 30 nap intravénás Rocephin, ezt követően 60 nap Doxycycline. Embers 24 majmot fertőzött meg a Borrelia burgdorferi (Bb) baktériummal, a „kontrollcsoportban" 4 egészséges állattal. 12 fertőzött majmot kezeltek antibiotikummal, a fennmaradó 12 kezeletlen maradt. Az antibiotikumot kapó csoportból egy majom a kísérlet során ismeretlen okból elpusztult. Az egészséges csoport fele, 2 majom szintén kapott antibiotikumot. Az állatok kezelését 27 hétnyi várakozás előzte meg. Hat hónappal a gyógyszeres kezelés végeztével a kutatók újfent megvizsgálták az állatokat, a betegség nyomait keresve. A 11 állat közül 8 fertőzött majom esetében mutattak ki a kezelés ellenére fennálló fertőzést, a következtetés pedig az volt, hogy a 4 hónapig kezeletlen majmok esetén a 90 napos kezelés után fennálló fertőzés normális, valamint a tanulmány javaslatot tesz egyéb terápiás lehetőségek feltárására, hosszabb kezelésre, ami a krónikus fertőzések, mint például a TBC esetében 2 év, eltérő illetve kombinált antibiotikum választásra.

A tudósok megállapították, hogy a Lyme-kórért felelős baktérium 90 napnyi kezelést követően ugyanúgy jelen van, azonban az antitestek csupán az esetek 50%-ban voltak kimutathatóak. Miért fontos ez? Nos, többek között azért, mert a jelenleg érvényben lévő, rövid távú antibiotikumos kezelést előíró IDSA (Infectious Diseases Society of America) útmutató a Klempner-tanulmányra hivatkozva tagadja a fertőzés további fennállásnak lehetőségét, ezáltal a hosszú távú antibiotikumos terápiát lehetetlenné téve. Valóban, minek is kezelni egy olyan fertőzést, ami nem is létezik?

2012-ben az említett tanulmányokat újabb „utórezgés" rázta meg. Allison DeLong, a Brown University Center biostatisztikusa a Contemporary Clinical Trials augusztusi számában tette közzé megfigyelését, miszerint a szóban forgó négy tanulmány nem bizonyítja be minden kétséget kizáróan a kezelés hatástalanságát. DeLong szerint a kísérletek dokumentációi egymásnak ellentmondanak, kettő közülük pedig valójában jelentős javulást mutatott ki.

A biostatisztikus kíváncsiságát az érzékeny téma iránt barátja betegsége keltette fel tíz évvel ezelőtt, aki saját zsebből volt kénytelen finanszírozni a terápiáját. 2009-2010-ben DeLong és néhány kollégája tüzetesebben átnézték a témához kapcsolódó jelentősebb publikációkat, amíg sikerült leszűkíteni a kört a négy legfontosabbra. Azokra, amelyekre az IDSA (Infectious Diseases Society of America) is alapozza a politikáját. Ezek közül a Klempner által jegyzett számít a legbefolyásosabbnak, ami 2001-ben jelent meg a New England Journal of Medicine-ben. A gyógyszerkísérlet résztvevői krónikus Lyme-betegek, negatív vagy pozitív IgG-vel, melyek közül az egyik csoport intravénás, illetve orális antibiotikumot kapott, a másik csoport placebót. A teljes folyamat alatt a két csoport tüneteit az SF 36 nevű kérdőívvel mérték. Klempner az értékek alapján nem ítélte meg hatékonynak a kezelést, DeLong szerint azonban az általa megadott célértékek teljesen irreálisak voltak és nem a megszokott arányban történtek más krónikus betegségekhez képest.

AKUPUNKTÚRA 13.

„Ez ma nem fog menni" – kezdem. – „Influenzás vagyok, folyik az orrom szünet nélkül. Így nem tudok hasra feküdni." Csalódnom kell. „Semmi baj" – mondja a kínai. – „Előbb elállítjuk a folyadékot." Alapból szkeptikus vagyok. Minden iránt, az eltelt időszak és az elért eredmények ellenére. Azért lefekszem az ágyra. Erre kíváncsi vagyok. Vákuumos poharat pakol a hátamra, tarkómra. Eláll az orrfolyás. Hm. Hajaj. Jöhetnek a tűk.

Csak három helyre szúr, kettőt a hasamba, egyet a jobb lábszáram külső felére, középre. Kimegy. Elégedetten nyújtózom, hogy ennyivel megúsztam. Három tű, szinte semmi. Ekkor a hasamból az egyik, valószínűleg a fészkelődés hatására elmozdul. Fájni kezd. Nagyon. Upsz. Torkot köszörülök. Halkan feljajdulok. Hangosabban megismétlem. Túl hangos a zene, nem hall. Na, ne. Most kezdjek el kiabálni, hogy „dr. Yang, segítség?" Elszánom magam. Ebből kiabálás lesz. Ebben a percben az időzítő lejár, az óra csörög. Visszajön. Gyanakvóan méregeti a tűt. Aztán engem. Ártatlanul nézek. Hogy ezekkel a tűkkel mindig történik valami, ha kimegy? Érdekes.

Kérdezi, rohanok-e. Nem. Beszélgessünk. Mutatja a képet, amit csinált. Toxinok. Valamit magyaráz a vér színéről és a fehér részről, a vér tetején látszódó habról, de nem értem. Ez most jó vagy rossz? „Túl lassan haladunk" – állapítja meg végül. Nem tudnál szedni valamit, ami felgyorsíthatná a baktériumok pusztulását?

Hát igen, a problémát értem. Erősítené az immunrendszeremet, azonban arra vár, hogy ne legyen több toxin. Azonban amíg pusztul a baktérium, addig nem fogy el a toxin sem. A baktérium újratermeli magát, ciklusonként szaporodik. Isten hozott a Lyme világában, doktor úr!

„Szedjek valamit" – mondja. Szedek, a Cowden protokoll negyedik hónapjánál tartok. A héten kezdtem el, Herxezem is tőle. Még csak 10 cseppnél tartok, de már most „kettéáll a fülem" tőle. Mehetek ennél gyorsabban, de akkor állandóan rosszul lennék. Nem tudom vállalni. Nem merem.

Fél óra múlva berogyok az ágyba. Leragad a szemem. Ez a vég.

KRÓNIKUS FÁRADTSÁG VS LYME

Egyetlen laboratóriumi vizsgálattal sem lehet egyértelműen kimutatni a krónikus fáradtság-szindróma meglétét. Az orvosnak ki kell zárnia az egyéb betegségeket, amelyek hasonló tünetekkel járnak, például a pajzsmirigy-betegséget, a pszichózist vagy az alkoholizmust. A krónikus fáradtság-szindróma diagnózisa akkor mondható ki, ha semmilyen más oka ennek az állapotnak nem lehetséges, beleértve a gyógyszerek mellékhatásait.

A krónikus fáradtság diagnózis egyszerre hoz megkönnyebbülést és ad okot aggodalomra. Nincsen kezelési terv, nincsen gyógyulást hozó csodaszer. Ez persze nem azt jelenti, hogy semmit sem lehet tenni, hiszen számosan véglegesen felgyógyulnak, azonban az esetek többségében a betegnek saját kezébe kell venni sorsát. Egy új, alternatív úton indulva el. A statisztikák a Lyme betegekhez hasonlóan alulreprezentáltak, ugyanabból az okból kifolyólag az orvosok egészen egyszerűen nem diagnosztizálnak ezzel a betegséggel. A kór nem „korlátozódik" egyetlen csoportra sem, a fiatalok, az öregek, nők és férfiak egyaránt érintettek, habár a nőket a többi autoimmun betegséggel egyetemben jobban érinti ez a probléma.

A krónikus fáradtságot gyakran jellemzik „soha véget nem érő" influenzaként. Ennek oka, hogy sok esetben – de nem mindig – a tünetek megjelenését megelőzően a beteg vírusos megbetegedésben szenved. Ellentétben a pajzsmirigy rendellenességgel vagy a szklerózis multiplexszel, hirtelen lépnek fel a panaszok, a beteg állapota ugrásszerűen romlik akár a magatehetetlenség szintjére.

Kevésbé ismert tény, hogy világszerte történtek járványszerű megbetegedések. Legelső esetben 1934-ben, amikor 198 egészségügyi dolgozót tepert le a kór, főként orvosokat, nővéreket. Bár a gyanú a polióra esett, hamarosan változtatni kellett ezen a diagnózison, ugyanis egyetlen esetben sem következett be bénulás vagy halál. Előzmények nélküli fáradtságérzet, hidegrázás, izzadás, emésztési zavarok, hangulatváltozás, izomfájdalom, memóriazavar lépett fel, variálódott az elkövetkező hónapokban, majd amennyiben a beteg állapota nem javult, állandósult. Az Egészségügyi Minisztérium „atipikus" poliónak keresztelte el.

A második ismert eset 1948 és 1949 közé tehető, a helyszín Izland. Érdekessége, hogy a Los Angeles-i járványhoz hasonlóan itt is polió söpört végig, azonban a szigetországban nemcsak egészségügyi dolgozók estek „áldozatul", a lakosság köréből számos megbetegedést jelentettek. A közel 1000 polgári beteg nagy része, akiket érintett az „izlandi-kór", három vidéki városból került ki. Poliót ezekben az esetekben sem tudtak kimutatni. Izomfájdalom, zsibbadás, izomrángás jelentkezett ugyan, de bénulás nem. Az egyetlen összefüggés, amire rájöttek az volt, hogy a betegek egyike sem kapta el a korábbi években dühöngő polió kórt.

1955-ben a londoni Royal Free Hospital következett a sorban. A betegek fejfájásra, torokfájásra, általános rosszullétre, szédülésre, alsó végtagi fájdalmakra és hányásra panaszkodtak, 89%-uknál jelentkezett állandó hőemelkedés, 79%-uknak megnagyobbodott a nyirokcsomója. A gyorsan terjedő járvány miatt az intézményt egy héten belül lezárták és csupán alapos vizsgálat, fertőtlenítés után nyithatott meg újra két hónappal később.

Bár a világban számos hasonló eset követte, a furcsa betegség hírnevét – és nevét – 1984-ben ismerte csak meg a nagyközönség. Incline Village apró nevadai városka, álmos nyaralóövezetekkel. Egészen 1984 őszéig. Dr. Daniel Peterson és dr. Paul Cheney betegei agresszív influenzával keresik fel újra meg újra a rendelőt. Hónapok teltek el az első tünetek megjelenése óta, mégsem javul az állapotuk, szemernyit sem. Csupán az érintett betegszám nő. Néha csapatostól jönnek, előbb a lányok baseball-csapata, majd a szomszéd városka teljes tanári kara. 1985-re ez a semmilyen gyógyszerre nem reagáló betegszám eléri a száz főt. Nincs más megoldás, értesíteni kell a CDC-t, a Center for Disease Control and Prevention kormányzati szervet. A CDC nyomásának köszönhetően – korábban ugyanezt láttuk a Lyme-nál is – a sajtóban hamarosan megjelenik a „yuppie influenza" fogalom. 1985-ben egy fiatal New York-i gyermekorvos, dr. David Bell jár hasonló cipőben. Két éve mintegy 200 betege küzd állandósult „influenzával", ezek közül 44 gyermek. Mivel hiába fordul segítségéért a CDC-hez, informális vonalon jut el dr. Cheneyhez és dr. Petersonhoz. Megjelenik az első cikk az *Annals of Internal Medicine* című orvosi lapban, a magas EBV titerek jelenléte miatt még az Epstein-Barr vírust kiáltva ki bűnbaknak, azonban hamarosan ezt az elméletet elvetették, mivel a titerek száma és a tünetek súlyossága nem mutatott összefüggést.

A sajtó végül felkapta a témát, köszönhetően Hillary Johnson újságírónak, aki a Rolling Stone magazin hasábjain publikálta a betegsége alatt szerzett személyes tapasztalatait. Eredményeképpen a CDC-t elárasztották a telefonhívások, a betegek kétségbeesetten követelték az alapos vizsgálatot.

Dr. Katrina Berne, klinikai szakpszichológus, aki 1984-ben betegedett meg, állította össze a gyakori tüneteket tartalmazó listát beteginterjúk alapján. Nem, nem a Lyme-kór tünetlistáját másoltam ide. Általános panaszok:

- fáradtság, az alvás nem pihentető: 95-100%,
- hányinger: 60-90%,
- IBS (hányinger, hányás, alhasi fájdalom, puffadás) 50-90%,
- állandósult torokfájás: 50-90%,
- láz/hidegrázás/izzadás/gyakori hőhullámok: 60-95%,
- izom- és/vagy ízületi fájdalom, nyakmerevség: 65-95%,
- húgyhólyag/prosztataprobléma, gyakori vizelés: 20-95%,
- alacsony vérnyomás: 86%,
- visszatérő betegségek/fertőzések: 70-85%,
- általános rosszullét: 80%,

- fájdalmas és/vagy megnagyobbodott nyirokcsomók: 50-80%,
- gyakori gombás fertőzések: 30-80%,
- gombás fertőzés a körmökön vagy a bőrön: 71%,
- hízás: 50-70%,
- súlyos PMS: 70%,
- vizesedés: 55-70%,
- légszomj: 30-70%,
- a normálisnál alacsonyabb testhőmérséklet: 65%,
- allergiák: 40-60%,
- gyógyszerallergia, kémiai érzékenység: 25-65%,
- nehézkes nyelés: 55-60%,
- palpitáció: 40-60%,
- kiütés az arcon, vörösödés: 35-45%,
- mellkasi fájdalom: 40%,
- hajhullás: 20-35%,
- szemfájdalom: 30%,
- fogyás: 20-30%,
- gyakori véraláfutások: 25%,
- hányás: 20%,
- endometriosis, száj- és/vagy szemszárazság, mentruációs fájdalom, fogfájás, kieső fogak, köhögés, TMJ, pajzsmirigy, impotencia

Neurológiai panaszok:
- zavartság, képtelen gondolkodni a beteg: 75-100%,
- koncentrációkészség hiánya: 70-100%,
- alvási zavarok (álmatlanság, aluszékonyság, rémálmok): 65-100%,
- izomgyengeség: 85-95%,
- fejfájás: 75-95% (mindennapos fejfájás: 50%),
- rövid távú memória elvesztése: 80-90%,
- fényérzékenység: 65-90%,
- izomrángás, önkéntelen mozdulatok: 55-80%,
- aphasia és vagy dyscalculia: 75-80%,

- alkohol intolerancia: 45-75%,
- remegés: 70%,
- koordinációs zavarok: 60%,
- zsibbadás, tűszúrásszerű érzet, egyéb furcsa érzés az arcon: 25-60%,
- látási zavarok (kettős látás, floaters): 45-55%,
- ájulás: 40%,
- fémes íz érzete a szájban: 25%,
- ébredés utáni átmenetei bénulás: 20%,
- fülfájdalom: 20%,
- csökkent libidó, hallucináció, tinnitus.

Pszichés panaszok:
- idegesség: 70-90%,
- hangulatváltozások, a helyzetek túlreagálása: 70-90%,
- depresszió: 65-90%,
- személyiségváltozás: 55-75%,
- pánikrohamok: 30-40%.

Vajon van-e összefüggés a krónikus fáradtság-szindróma és a Lyme-kór között? Dr. Samuel Shor ezt vizsgálta 2011-es tanulmányában. A 210 vizsgált személynek amellett, hogy Lyme-kórral fertőzött területen él, meg kellett felelnie a CDC diagnosztikai kritériumának is, beleértve a negatív Lyme-tesztet. Ez azt jelenti, hogy az alábbi három feltételnek maradéktalanul érvényesülnie kell.

A beteg súlyos krónikus fáradtsággal küzd 6 összefüggő hónapban, mely nem függ össze egyéb állapottal (diagnosztikai teszttel ki kell zárni).

A fáradtság akadályozza a mindennapi életvitelt.

A páciens legalább 4 vagy több tünettel rendelkezik az alább felsoroltakból:
- 24 órát meghaladó általános rosszullét,
- az alvás nem csökkenti a fáradtságérzetet,
- rövid távú memóriazavarok illetve koncentrációs nehézség,

- izomfájdalom,
- duzzadás nélküli ízületi fájdalom (illetve nem is pirosak az ízületek),
- fejfájás,
- fájdalmas vagy megdagadt nyirokcsomók,
- állandó vagy visszatérő torokfájás.

Dr. Shor elmondta, bár a krónikus fáradtságban szenvedő betegei 99%-ban negatívak Borrelia-tesztre, amennyiben más szempontok – klinikai diagnózis – alapján valószínűsítik a fertőzést vagy a társfertőzést (klinikai diagnózis, 200 alatti CD57 érték, minimálisan pozitív WB), a betegek ebben az esetben antibiotikumos kezelésben részesültek. Eredményeképpen 88% számolt be javulásról.

NEM TUDOM, NEM AKAROM, NEM ÉRDEKEL

Tegnap azon gondolkodtam, vajon hol húzódik meg a határ a „nem tudom", a „nem akarom" és a „nem érdekel" között. Lyme-betegekre különösen jellemző mindhárom, egyesek szerint a homloklebeny érintettsége az ok, mások az adrenalinhiányos állapotot hibáztatják. Eredményeképpen a betegek elvesztik kezdeményezőkészségüket, környezetük iránt érzéketlenné válnak és lassan, de biztosan elveszítik korábban felépített társadalmi kapcsolataikat.

Hónapok óta nem takarítottam ki a lakást rendesen, háztartásvezetési tevékenységem kimerül a mosásban, többnyire akkor, amikor már illő lenne szükségállapotot hirdetni. Persze munka után azonnal ágyba kényszerülök, a hétvégét pedig szintén kivétel nélkül lábadozással töltöm el. Valamiért – talán a bűntudat miatt – mégis egyre inkább úgy érzem, kezdek átfordulni a „nem tudom" kategóriából a „nem akaromba". A gond csak annyi, hogy „nem érdekel".

Nem érdekel, ha elkések a munkahelyemről. Nem érdekel, ha egyetlen másodperccel megy el a metró az orrom előtt és emiatt sokat kell várni. Ha rám szól a franciatanár, amiért elfelejtettem a tavaly tanult igeragozást és nem értem meg a két napja még tökéletesen megválaszolt kérdést. Nem érdekel, ha nincs otthon mit enni és a wc-papír a végét járja, akkor sincs kedvem boltba menni.

De nem akarom, hogy ne érdekeljen. Nem akarom ágyban tölteni a napot és hajnali fél egykor a 100 feletti pulzusom méregetni reménykedve, hátha normálissá válik. Lázat csillapítani. Emlékezni a soron következő tablettára. Az orvosi időpontokra. Nem akarom a fájdalmat, pedig minden éjszaka a vendégem és reggelig marad. Nem akarom, hogy a párom már megint arra ébredjen, hogy „meghalok". Mert úgy érzem, hogy meg fogok. Meg tudok.

Tudni a legegyszerűbb. Objektív. Tudni, hogy nem tudni, leszek-e valaha „normális" újra. De tudjátok mit? Nem érdekel.

Június

MYOSITIS – A KRÓNIKUS IZOMGYULLADÁS TÜNETEI ÉS KEZELÉSE

Mivel nem tetszik sem az SM, sem az ALS verzió – ki hibáztathatna ezért? – fél napja vadászok lehetséges alternatíva után. Találtam egy izmokat érintő betegséget, amit bizonyíthatóan Lyme (is) kiválthat. A krónikus izomgyulladással járó betegségeket idegen szóval myositisnek nevezzük. A betegségek mindegyikére jellemző a tartósan fennálló izomgyulladás, ami izomgyengeséggel, izomfájdalommal, esetleg lázzal jár. Több olyan kórkép is ismert, mely elsődlegesen az izomszövetet érinti. Ilyenek például az ún. polymyositis, a dermatomyositis, valamint a zárványtestes myositis.

A myositis tünetei

A betegségek mindegyikére jellemző a tartósan fennálló izomgyulladás, ami izomgyengeséggel, izomfájdalommal, esetleg lázzal jár. A myositisek egyes formáiban, mint pl. a dermatomyositisben, bőrkiütések is láthatóak a kézen, jellemzően az ízületek felett, a szemek körül, és néha egyéb testtájakon is. A betegség pontos kiváltó oka egyelőre nem tisztázott. Mivel myositisben leggyakrabban a comb és a felkar izmai érintettek, a betegek sokszor arra panaszkodnak, hogy a lépcsőnjárás, az ülő helyzetből való felállás vagy éppen a kar emelése, a fésülködés és az ahhoz hasonló mozdulatok nehezebbek, mint korábban. Az izom érintettségén és a bőrtüneteken túl a betegség előrehaladtával gyomor-bélrendszeri és légzőszervi tünetek is jelentkezhetnek, sőt súlyos esetben a betegség a szívizmot is megtámadhatja. Fájdalmas nyelés, gyomorégés, székrekedés jelezheti, hogy a gyulladás továbbterjedt az izmokról.

Az orvosi szakirodalom számos esetben említi együtt a Lyme-kórral, ebben az esetben Lyme myositis-ről beszélünk, bár meglehetősen ritka szövődményként van elkönyvelve. Hasonló esetről ír

206

a *Journal of Neurology, Neurosurgery, andPsychiatry* 1989-ben. (52:1002-1005). A cikk megemlíti, hogy a myocarditisszal ellentétben a B. burgdorferi által kiváltott, az izmokat érintő elváltozások nem túl ismertek. A 22 éves nőbeteg a bal lábán észlelte a kullancscsípést, a rákövetkező napokban kialakult a piros bőrpír, azonban hat hónapon át teljesen tünetmentes maradt. Fél évvel a csípést követően jelentkezett a makacs hőemelkedés, rosszullét, anorexia, hányinger, fejfájás és izomfájdalom, utóbbi miatt került kórházi megfigyelésre. A neurológiai vizsgálaton egyértelműen kimutatható volt az izomgyengeség, ehhez nyelési nehézség és rekedtség társult, az electromyogram vizsgálat alátámasztotta a myositis gyanúját. A B. burgdorferi IgG (IFA technika) kezdetben kétes eredményt mutatott, később jelentősen emelkedett. Az IgM érték végig negatív maradt, ahogyan a következő laboreredmények is: EBV, rubeola, influenza, CMV, mumpsz, brucella abortus, rickettsia, HIV, herpes zoster, herpes, toxoplasmosis, szifilisz. A kezdeti polymyositis diagnózist követően két hét gyógyszeres kezelésben részesült (methylprednisolone), majd otthonába bocsátották, azonban egy héttel később ismételten felvették az osztályra reumatikus tünetekkel, a könyök, a csukló és a térd duzzanata miatt. Az IgG B. burgdorferi 1/1024 értéket mutatott az antibiotikus kezelés megkezdésekor, ami 8 napon át tartó Penicillin C intravénás (20 millió IU), majd az ezt követő tetraciklin kezelésből állt. (2g naponta, 10 napon keresztül). Két hét múlva a beteg állapota számottevően javult, további négy hét múlva pedig teljesen tünetmentessé vált.

AKUPUNKTÚRA 20.

Ez a hét nehezen telt el, minden egyes reggelem hosszas öngyőz-ködéssel indult, néha egy órába beletelt, mire felöltöztem, aztán csak visszafeküdtem az ágyra és vártam a halált. Mivel az most nem jött el, az óramutató viszont rohamosan haladt előre, valahogyan kitoltam magam a ház elé. Közel lakom az irodához, 5 metrómegállónyira, addig azonban el kell jutni. A sarkon megvártam a buszt és felhúzódzkodtam a meredek lépcsőn. Elismerésem a néniknek! Ez csak az első lépés. Hogy nagyobb legyen a kihívás, nem mindig sikerül leszállnom, a lábaim rogyadoznak, így olykor megesik, hogy „kocsikázom" a belvárosban, megyek még egy kört. Két hetem maradt hátra a részmunkaidőből, amit végig betegszabadságon töltöttem. Ezután már nem napi négy órát, hanem nyolcat kell(ene) lebirkóznom. Mivel nehezen, illetve egyáltalán nem jutnak eszembe az angol szavak, a félelmeimet nem tudom megbeszélni a főnökömmel. Miket gondolhatnak rólam odabent?

Emellett láz, izomfájdalom, nyakfájdalom, migrén. Alig vártam a pénteket és a kínait. A páromra nem jellemző módon kaptam ma egy megjegyzést a beteges kinézetemre, pedig nem szokta erősíteni bennem a betegségtudatot, ellentétes az elveivel.

Bár igazán megszokhattam mostanra, mégis meglep a kínai orvos vizsgálata. Minden egyes ízületet egyesével megnéz, kitapint, rákérdez, megmozgat. Érdekes dolog történt, mutattam neki, hogy fáj a nyakam belül, erre odanyúlt a jobb könyököm belső/hátsó feléhez, hogy „Itt nem?" Dehogynem, csak nem gondoltam, hogy fontos lehet.

Péntek este és a szombat szintén haldoklással telt. Nem hiszem el, hogy ennyi ideig tart felgyógyulni!

PANDAS ÉS PITAND

Az amerikai Facebook csoport egyik anyukája ma magából kikelve osztotta meg a fiával történteket.

A 16 éves fiú születése óta krónikus Lyme-kórban szenved, pozitív teszttel rendelkezik borreliára, bartonellára és babesiára. Kezelőorvosa az eddigi PANDAS (Gyermek autoimmun neuropszichiátriai betegségek társult Streptococcus fertőzés) diagnózisát PITAND-ra (Paediatric Infection-triggered Autoimmune Neuropsychiatric Disorders) változtatta, emiatt intravénás kezelés megkezdését javasolta. A PANDAS gyerekek között egyre gyakrabban találnak Lyme-pozitívitást és ez felveti az esetleges kapcsolatot. A PANDAS és PITAND között egyébként gyakorlatilag nincsen különbség, azt kivéve, hogy az utóbbi esetében a kiváltó ok nem Streptococcal fertőzés, hanem egyéb vírus/baktérium, a Borrelia vagy például a Mycoplasma pneumonie.

A kórházban az illetékes szakorvos kiküldte a szülőket a szobából, majd közölte Codyval, a fiúval, mivel már elég idős, bármikor „szembeszállhat" a szüleivel, az antibiotikumok szedését pedig abba kell hagynia, ha nem akar belehalni. Végül a szülőket visszahívva közölte, annak ellenére, a gyerek gyakorlatilag nem rendelkezik immunitással, nem hajlandó kezelni és a javasolt terápiát sem engedélyezheti, az ő szemében ugyanis egy tökéletesen egészséges fiúról van szó. Aki eddigi élete harmadát kórházakban töltötte.

A PANDAS jellemzői:

• az első tünetek jelentkezése nagy valószínűséggel 5 és 7 év közé esik, de jelentkezhet 18 hónapos korban illetve 10 évesen is. Gyakran a 10 éves korán után fellépő tünetek csak visszatérő tünetek, megvoltak korábban is, azonban nem tulajdonítottak ennek jelentőséget.

• A betegség előjelek nélkül, hirtelen jelentkezik, gyakran egyetlen éjszaka leforgása alatt, a szülők pontosan meg tudják jelölni a dátumot.

• A PANDAS gyerek intelligens, kommunikatív, jó tanuló. Korábban jellemezhették a „tiszta", a „precíz" jelzőkkel, ami bizonyos fokú kényszerességet feltételez. Hasfájásról, alvási zavarokról gyakran beszámolnak.

• Kényszeresség megfigyelhető majdnem az összes esetben: szorongás, különböző fóbiák, alaptalan félelmek, ismétlődő fizikai és mentális viselkedés, bizonyos cselekmények megelőzésére irányuló magatartás.

• Alvászavarok: álmatlanság, a gyerek képtelen elaludni, rémálmok. A betegek 84%-ánál fennáll.

• Viselkedési regresszió (szeparációs szorongás, túlzott ragaszkodás az otthonhoz, „baby-talk", hisztizés) 98%-ra jellemző.

• Agresszivitás: 2%-ban fordul elő.

• Hiperaktivitás, figyelemzavar: 71%.

• Tanulási problémák, különösen matematika: 62%.

• Hallucináció: 9%.

• Evési zavarok: 17%.

• Járulékos mozgások: 31%.

• Tág pupillák: 83%.

• Valamilyen formájú arcrángás: 72%.

• Dysgraphia: 89%.

• Rövid távú memóriazavarok: 62%.

• Gyakori vizelés: 88%.

• Érzékenység fényre vagy hangra: 39%.

Bővebb információ:

http://pandasnetwork.org/

TŰPRÓBA

Szóval a legutóbbi akupunktúra alkalmával a kínai adott nekem egy tűt, hogy azzal szurkáljam magamat adott pontokon minden másnap.

Odáig már eljutottunk, hogy kézbe fogjuk, fertőtlenítsük a célterületeket alkohollal, majd következett a birkózás a párommal. Jó eséllyel kerekedtem felül, mivel majd' megszakadt a röhögéstől.

Elvettem tőle a szerszámot, hogy magam próbálkozzam. Eredmény – fél óra bőgés, 30 darab elhasznált papírzsepi. A páromnak többször megfájdult a hasa a nevetéstől a fejem láttán.

Végül csak-csak magamba szúrtam egyet, amitől még jobban rázendítettem Fáááááááááááááááááááájjj brühaha… Jött egy pici vér, de ennél lényegesen többet kellett volna kifacsarni, majd a tűt „hülye ez a kínai" felkiáltással eltettük, ne is lássam.

Hiába na, fóbiám van.

Reggel már nem tudtam lábra állni, ami elég kellemetlen. Megpróbáltam megint a vérfakasztást, jött egy kicsi, de nem elegendő. Béna.

Tegnap óta megint rángat a kezem, az ujjam magától mozog. Állítólag Herxtől lehet, a térdfájdalom és a csíkok is, de el vagyok keseredve.

Július

BUHNER PROTOKOLL

Stephen Buhner *Healing Lyme* című könyve az egyik legismertebb az alternatív terápiákat követők számára. Mivel a kiadvány 2005-ben jelent meg első ízben, a szerző tapasztalataira hivatkozva azóta többször megváltoztatta az általa kidolgozott kezelési tervet. A változtatást minden esetben közzéteszi a saját weboldalán.

Buhner szerint a minket megtámadó baktériumok, vírusok viselkedése „szexi", különösen a gondolkodásuk. Mielőtt bármibe fognánk, meg kell értenünk őket, legalábbis megpróbálni. Mi az a három dolog, amit a spirochete tesz? Először is terjeszkedik, másodszor ezt az immunrendszer elől jól elrejtve teszi, harmadjára pedig lebontja a számára nélkülözhetetlen kollagént. Buhner úgy gondolja, ezzel a harmadik tevékenységgel árt mindössze, emiatt jelentkeznek a betegségre jellemző tünetek is. A Borreliát emiatt nem a baktériumok, hanem a paraziták csoportjába sorolná. Elsődlegesen a bőr, az agy, az ízületek, a szív és a szemek a célpont, innen lehet a legegyszerűbben elvonni a létfenntartáshoz szükséges tápanyagot. Az úszkáló foltok, pontok az egyik legelső a szemet érintő panaszok listáján, az állapot súlyosságát az immunrendszer állapota határozza meg. Buhner úgy gondolja, az antibiotikum jó, hatásos fegyver lehet, azonban csupán az esetek 60%-ában vezet célra, az antibiotikum-rezisztens alfajokkal megfertőződött betegeknél nem segíthet. 70-95%-ban hatékony, azonban a betegek 35%-a visszaesik, vagyis közel 40%-uk nem gyógyítható gyógyszerekkel. Számos esetben mutatott ki az autopszia Borrelia jelenlétet 4-5 antibiotikumos kezelést követően. Ha a harvardi kutatók becslését, az évi 200 000 új beteget vesszük alapul – a hivatalos álláspontban szereplő évi 20 000 helyett –, évente 10 000 Lyme-kóros számára nincs remény. Minél tovább halogatják a kezelést, annál kevesebb esélye lesz a gyógyulásnak. A piros bőrpír mindössze az esetek egyharmadában jelenik meg, vagyis évente 130 000 Lyme-beteg nincs tudatában a betegségének.

Terjedése nem áll meg a kullancscsípésnél, a szúnyogok, bolhák, legyek szintén hordozzák és fertőznek, de emellett jelen van a spermában, a vizeletben, az anyatejben, a könnyekben illetve átadható az anyaméhben születés előtt. A fertőzés először a húgyhólyagot támadja meg a Leptospirához hasonlatosan, ez nem véletlen. A vizelettel együtt távoznak, ciszta alapot felvéve képesen a fűben túlélni akár két éven át, azt a nyomvonalat követve, melyet a fertőzött állat bejár. Így jutnak be aztán más állat emésztőrendszerébe a fűvel együtt, amit az elfogyaszt. A Lyme-kórt előszeretettel címkézik fel északi betegségnek, azonban kimutatták számos déli országban is, mint Peru, Ausztrália, Dél Afrika, Karib-szigetek, Dél-Amerika. Peruban a mezőgazdasági dolgozók 2%-a lett pozitív.

A korai fertőzés stádiuma gyakorlatilag nem létezik, 7 napon belül beszélhetünk erről, akár ennyi idő múlva felléphet a térdfájdalom. Ez komoly problémát jelent, mivel a piros bőrpír nélkül hetekig, hónapokig nem jut megfelelő kezeléshez a beteg. A diagnózis azonban nehéz, a kezelés úgyszintén.

Buhner négy alapvető feladatot különít el a gyógyítás során:
- – megölni a spirochete-kat,
- – immunrendszer segítése,
- – kollagén védelme,
- – tünetek kezelése.

Ha az immunrendszer megfelelően van megtámogatva és a kollagén szövetek védelme biztosított, gyakorlatilag teljesen kivédhető a testre gyakorolt romboló hatás.

Mely gyógynövényekkel érhetjük ezt el?

Andrographis paniculata

Az adagolás gyakran kevés, a kezelés pedig túl rövid, 8-12 hónap az optimális, 8000 mg naponta négy adagban. A belőle készített tinktúra meglehetősen keserű. Főleg a neurológiai tünetekkel rendelkező betegeknek ajánlott, akiknél a kognitív funkció is érintett. Az emésztőrendszer gyakran nehezen tolerálja, lassan szabad csak elkezdeni, naponta háromszor egy tablettával és a reakciókat alapul véve emelni az adagot. Áttöri az agyérgátat, gyulladáscsökkentő. 50%-a felszívódik két óra alatt, amiatt szükséges folyamatosan szedni a nap folyamán.

Japanese Knotweed (Resveratrol)

4 tabletta naponta négyszer, 8000 mg naponta, a kezelés hossza 8-12 hónap. Stimulálja az immunrendszert, angiogenesis moduláló, az endothelium sejteket és a központi idegrendszert védi. Antioxidáns, gyulladáscsökkentő. Áttöri az agyérgátat.

Macskakarom

500 mg kapszula, 4 kapszula naponta 4x, 8-12 hónapon keresztül. Buhner szerint nincsen szükség a Cowden által promótált TOA-mentes változatra, éppen ellenkezőleg. Emeli a CD57 számot, ez jó, ilyenkor a baktériumszám csökken.

Smilax

Nem a kedvenc növénye, de a célnak megfelel. Megköti a toxinokat és csökkenti a Herxheimer reakciót. Buhner szerint több jelentőséget tulajdonítanak neki, mint amennyit valójában ér.

Astragalus

Korai Lyme esetén. 1000 mg naponta háromszor, aktív Lyme esetében 4000 mg naponta négyszer. Krónikus Lyme-ra nem javasolja.

Stephania

Nagy kedvenc a Knotweed mellett. Különösen a szemmel kapcsolatos panaszoknál használják, illetve a Bell Parsy kezelésére is alkalmas. Óvatosan kell azonban bánni vele, ugyanis komoly székrekedést idézhet elő.

Társfertőzés esetén a következőképpen módosul a protokoll:

Babesia:

Sida acuta: 1/4-1/2 teáskanál 3x naponta,

Ailanthus: naponta 3x 5 csepptől a negyed teáskanálig, toleranciafüggő.

Sida acuta/Cryptolepis/Alchornea cordifolia blend: mindegyikből negyed-fél teáskanál 3x naponta.

Bartonella:

Sida acuta tincture: ¼ tsk 3x naponta,

Japanese knotweed: ¼ tsk 3x naponta,

Houttuynia: 1 evőkanál naponta,

L-arginine 5000 mg naponta elosztva a nap folyamán,

Máriatövis: 1200 mg naponta.

Mindegyiket 30 napon át.

NEUROLÓGUSNÁL JÁRTAM

Háziorvosom kérésére – aki több ízben látta nem működő jobb karomat – bejelentkeztem EMG-vizsgálatra. Erre végül nem került sor, a neurológus úgy ítélte meg, hogy jobban teszem, ha „szakemberhez" fordulok. Igen, *arról* a szakemberről beszélünk. :)

Egyébként meg kell hagyni, mindvégig kedves, határozott és legfőképpen alapos volt. Módszeresen átnézte a leleteimet, rákérdezett a tüneteimre, megvizsgált az asztalon, különböző gyakorlatokat végeztett el velem. A lényeg az volt, hogy kizárja az SM/ALS-t, amit ezek után meg is tett.

Már az elején láttam, hogy itt gond lesz. Nem ismerte sem a neuroborreliosist, sem a tüneteit. A Bartonella említésekor kezdett furcsán nézni, ami a egyik kórelőzmény, a két évig tartó pánikrohamok felemlegetésekor érte el tetőfokát. Láttam az arcán, innentől fel van állítva a diagnózis, mondhatok bármit. Például hivatkozhatnék az orvosi szakirodalomra, ami lefedi a krónikus Lyme-kór által okozott panaszokat. Azért próbáltam a lehető legtöbb infót átadni, ki tudja, egy következő betegnél még hasznát veheti.

Az lett a vége, hogy szerinte a fogyás miatt nem voltam képes hónapokon át felkelni, ezek okozták a remegéseket, a jobb kezemet pedig nem „akarom" használni. Meg is kérdezte, mi ennek az oka.

Még egy kicsit mérges vagyok, úgyhogy inkább nem kommentálom.

CD57

A CD57 vizsgálat akkor nyer értelmet, ha több diagnózis közül lehet válogatni, ugyanis kizárólag a Lyme-kór viszi le ennyire az értéket. Megjött a leletem.

Tavaly 206 volt az érték, igazából 200 alatt van probléma. A mostani kontrollt nem is akartam megcsinálni, amilyen nehéz tőlem vért venni, végül a párom meggyőzött (erőszakkal).

Most kaptam kézhez, lement 53-ra. 60 alatt nagy gáz van.

Ez magyarán annyit tesz, hgy az immunrendszerem teljesen meg lett szállva, az ölősejtjeimet nyírja ki a Borrelia, most már nagy titokban.

Protokollt kell váltanom.

AKUPUNKTÚRA 22.

Már az ágyban, a kínai után. Picit kettőt látok.

Úgy kezdődött, hogy megkérdezte tőlem, miért nem ebédeltem. Hm, mondom. Ez hova van írva? A gyomrom nem korog. Kénytelen voltam bevallani, valóban így történt. Fáj a hasam ugyanis. Felfektetett az asztalra, tapogatózott kicsit, nyomta innen oda, onnan ide, majd bele egy nagy tűt. OUCH. Bocsánat – mondja, és mutatja az öklét – ilyen volt a hasadban. Lenyeltem egy kígyót?

Megnézte a leleteimet, meghallgatta a neurológusos történetet, kicsit mosolygott, főleg a pszichiáteres részen. Megint elmondta, hogy nagyon beteg vagyok, de javulok.

Arra is rájöttünk ma, miért csak akkor jajgatok, ha a jobb oldalamba szúr. Bal oldalon, térdtől lefelé nem érzek fájdalmat, bokánál is inkább csak zsibbadást. Ugyanez a helyzet az arcommal. Ezt nem állapította meg a neurológus.

Majd belémvágott a CSI.

Élmény volt. Szóval szokás szerint felfekszem az asztalra, sejthettem volna, nem lesz egyszerű a kezelés, már csak abból is, hogy meglehetősen rosszul voltam a héten. Igazából az elmúlt két hétben. Nem kell tragikusan felfogni, megszoktam, a csütörtök este kivételével, amikor a hasam jobb oldala annyira elkezdett fájni, hogy le kellett feküdnöm.

A kínai is erre juthatott, nézegette a hasamat, nyomkodta a hátamat, moxáztunk, köpölyöztünk, érdeklődött, milyen a pisi/kaki. Hmm, gondoltam, ez annyira romantikus, itt egy kedves, helyes pasi, fehérneműben fekszem az ágyon és ez jut rólam az eszébe.

Megéreztem az első tűnél, ez ma nem lesz egyszerű. Sziszegtem, dr. Yang pedig együttérzően odaszólt: „Tudom."

Tudod?! Mit?!

Feltehetően azt, amire magam is rájöttem hamarosan. Piszkosul fájtak a tűk. Szokás szerint kiment a szobából, hozzátéve, majd kiabáljak, ha szükségem lenne rá. Elég nehéz kiabálni tűvel a hasadban. Pár perc múlva a fájdalom eltűnt, ő pedig visszajött. Kérte, írjam le, mit éreztem. Eléggé megfoghatatlan, de leginkább azt mondhatnám, örvénylik, mozog és az irányát is meg tudtam mutatni, annyira intenzív volt ez az egész. Mintha egy rész belőlem kiszakadt volna. „Az a CSI volt." – nyugtázta, és kiment. Jaaaaaaaaaaa. A CSI. Akkor jó.

Kicsit mérges voltam, mivel a második szúrást követően rám jött a „Lyme-ötperc". Rángások a teljes testfelületen. Rám kellett tenyerelnie, hogy meg tudjon szúrni. Ezen sírva fakadtam, pedig nagy kihívás ám összetűzve orrot fújni. Ha már nem lesz semmi hasonló reakció, gyógyultnak nyilvánítom magam.

BEMENTÜNK A KÓRHÁZBA

Pár napja kezdődött enyhe nyomással, ami kisugárzott a csípőbe és a combomba. Le kellett feküdnöm, egyedül a mozdulatlanság csillapította egy kicsit a kínt, levegőt venni se mertem. Végül elértük azt a fájdalomküszöböt, ahonnan már nem volt visszaút. Ezt követte a hidegrázás, izomrángás, idegesség, pánik, sírás, jajgatás és jött a taxi, bementünk a legközelebbi kórházba. Korábban nem jártunk itt, ezért először meg kellett találni a jól elrejtett sürgősségi bejáratát. Zárva. Csengettünk, egy barátságtalan hang érdeklődött a célunk felől. Hm. Rosszul vagyok?

Nem mondhatom, hogy örültek nekem, nekünk. A párom megjegyezte, mennyit változik a világ, régen elég volt, ha fájt valamid, nem kellett nagykés a hátadba és eszméletlen állapot az ellátáshoz.

Vizeletminta és vérvétel, a nővér közben elmondta minden jelenlévőnek, hogy nem vettem be fájdalomcsillapítót, ehelyett rögtön idejöttünk. Kellemetlenül éreztem magam.Nem vettem be fájdalomcsillapítót, mert nem a tünetet akartam eltüntetni, hanem a kiváltó okot megszüntetni.

Végül lett negatív eredményű vérvétel, infúzió, intravénás fájdalomcsillapítás.

INTERSTITIAL CYSTITIS

Új, furcsa tünetemre a választ megint csak Lyme-szakorvosom adta meg.

Álneve: Fájdalmas húgyhólyag-szindróma.

Szerintem a név nem megfelelő, a kibírhatatlanul fájdalmas húgyhólyag-szindróma találóbb lenne. Az Interstitial Cystitis krónikus megbetegedés, főként nőknél fordul elő. Tünetei: medencefájdalom a hólyag környékén, problémák a vizelet gyakoriságával és a vizelési ingerrel, néha véres nyálka kíséri.

Deborah A. Metzger állított össze egy hasznos anyagot a szükséges tudnivalókról, kiemelve, hogy az Interstitial cystitis (IC) gyakran fordul elő Lyme-kórban szenvedő betegeknél, húgyhólyag biopszia illetve vizeletminta sokszor azonosította be a Borrelia burgdorferi jelenlétét, de kimutatták a Mycoplasmat, a Chlamydia pneumoniát illetve a Bartonellát is. A fájdalom miatt az ebben szenvedők 40%-a képtelen dolgozni. Változó intenzitású, esetenként változó, mi válthatja ki a tünetek fellángolását, leggyakrabban a menstruáció, szezonális allergia, stressz, Herxheimer reakció vagy szexuális aktivitás.

Férfiakat és nőket egyaránt érint, korra való tekintet nélkül, azonban a nők esetében előfordulása gyakoribb, 10:1 arányban. Férfiaknál gyakran félrediagnosztizálják mint prostatitist vagy krónikus kismedencei fájdalom-szindrómát. Jelenleg nem áll rendelkezésre a Lyme-kórral való összefüggést vizsgáló tanulmány, dr. A. Metzger tapasztalata alapján azonban IC betegeit többségében Lyme-kórban is szenvednek.

Diagnózisa nehéz, legtöbbször azután merül csak fel, amikor már a beteg átesett egy sikertelen antibiotikumos kezelésen. A Wisconsin Egyetem a következő kérdőívvel szándékozott elősegíteni a gyorsabb diagnózist:

- húgyhólyag nyomása,
- húgyhólyag fájdalma,
- fejfájás,
- hátfájás,
- szédülés,
- mellkasi fájdalom,
- fülcsengés,
- éjszakai gyakori pisilés,
- ízületi fájdalom,
- dagadt bokák,
- orrdugulás,
- influenza,
- alhasi görcsök,
- végtagzsibbadás,
- hányinger,
- vakfoltok, zavart látás,
- szívritmuszavar,
- medence fájdalom,
- torokfájás,
- köhögés,
- égő, fájdalmas érzés a húgyhólyagban.

Sajnos nincsen elérhető gyógymód, a megfelelő diéta betartása, az alkohol, a cukor, a koffein, a dohányzás, a gyümölcslevek, a paradicsom, a C-vitamin, a fűszerek, a csokoládé és a készételekben található E betűk mellőzésével szép eredmények érthetők el.

A Lyme-betegek megfigyelései alapján sikeres az Aloe vera, a tőzegáfonya, illetve a D-manóz alkalmazása, valamint a Rife-géppel rendelkezők esetében az E. coli frekvenciák futtatása.

KLINGHARDT-FÉLE ART-VIZSGÁLATON JÁRTAM

Az ART rövidítés az angol Autonomic Response Testing kifejezést takarja, egy olyan fizikai vizsgálatot jelent, ahol a beteg izmai szolgálnak indikátorként. A módszert dr. Klinghardt dolgozta ki mostani formájában, a célja az volt, hogy elkerüljék a gépek közreműködését, ezzel pedig a vele járó elektroszmog szennyeződéseket, mivel ezek az eredményt is befolyásolhatják.

Az első vizsgálatra Kölnben került sor. Féltem az utazástól, a gyengeségtől, az ájulástól, de szerencsére nem történt baj, sikeresen átvészeltünk a két órás vonatozást, a címet viszonylag könnyen megtaláltuk. Majdnem három órán keresztül tartott az egész, 140 euróba került így. Ez átlagosnak mondható, egyik ismerősöm az elmúlt hetekben fizetett Hollandiában 90 eurót az egy órás konzultáció után.

Autista gyerekeknél gyakran alkalmazzák, a szülők internetes továbbképzés során sajátíthatják el az alapokat. Ez a német hölgy nem dolgozik autista gyerekekkel, de azt mondta, akit érdekel, mihamarabb keressen fel egy ART-ot végző szakembert, mert a tapasztalat szerint a gyerekek 8-9 éves koruk után már nem reagálnak a kezelésre az elvárható mértékben.

A vizsgálat célja, hogy megállapítsa, hogyan reagál a páciens teste a betegséget jelképező anyagokra. Ez úgy működik, hogy a speciális ágyra fektetett beteg egyik kezében a különböző anyagokat tartalmazó ampullákat helyezik és másik kezének lenyomásával állapítják meg az arra adott reakciót. Ha a beteg akarata ellenére sikerül lenyomni a kart, akkor a szervezete felismerte azt az anyagot, tehát megvan benne ez a betegség. Ha nem, akkor nagy valószínűséggel a vizsgált betegségre negatív, és jöhet a következő ampulla.

Egyszer voltam kineziológusnál, tudtam, furcsa lesz a vizsgálat, kicsit aggódtam, a párom mit fog szólni hozzá. Ugyanis mindketten szkeptikusok vagyunk, erre a vizsgálatra csupán a nem-maradt-már-járható-út, illetve mit-veszíthetünk alapon került sor. A felmérést végző hölgy, Birgit, megérezhette rajtunk a hitetlenséget, odahívta a páromat és az ő karján mutatta be az alkalmazott technikát. Ebben a felállásban A párom mint hosszabbító szerepelt, egyik kezével engem fogva, a másik karját pedig az enyém helyett.

Dr. Klinghardt általában javasolja ezeket a „hosszabbításokat", esetemben azonban nem került sor a teljes ampullasor (120 db) vizsgálatára, hiszen a legelső üvegcsénél kijött, hogy az amalgám okozza a legtöbb panaszt, sokkal többet, mint a Mycoplasma, Bartonella, Borrelia, Rickettsia együttvéve. Emiatt minden további vizsgálat teljesen feleslegessé vált, nem született volna megbízható eredmény.

Amit még megtudtunk Birgittől:

• Nincsen pszichés terheltségem. Ez jó hír, a kezelést nem kezdi el a Klinghardt specialista mindaddig, amíg lelki terheket hordoz a beteg, nem lenne értelme. Emiatt azonban van olyan beteg, aki akár egy évet is „elveszteget" a pszichológus látogatásával.

• A már rajtam lévő sérülések egyikében sem „laknak" kórokozók.

A rossz hír:

• Szerinte az amalgám okozta a problémát, emellett a kórokozók a két első, gyökérkezelt fogamba is beköltöztek, emiatt egy speciális fogászati klinikára kellene mennem Duisburgba, akik akár úgy is dönthetnek, húzni kell. Birgit megnyugtatott, azonnal kapok pótlást, ezt megelőzően azonban minimum 2-3 alkalommal vissza kell mennem fotonterápiára. Ezt meggondolom, egyenlőre nem szimpatikus az ötlet. Nem adom a fogaimat.

• Kijött a vizsgálaton a vese, a máj és a húgyhólyag (!), az előbbi kettőre tűzoltási célból kapok valamit.

• A hideg kezet-lábat, állandó pisilést az egyik enzim (ADH) hiánya okozza, erre javasolt valamit, egy homeopátiás készítményt:

- (http://www.biopure.eu/produkte/frequenzmittel/homeo-k/ homeo-kadh-50ml.php)

Továbbá el kell végezni egy úgynevezett HPU-tesztet, ennek több jelét látta:

- apró fogak, az első kettő kivételével,
- a nagylábujj melletti ujj nagyobb,
- fehér pontok a köröm alatt, akár a betegséget évekkel megelőzően,
- „porcelán" bőr.

Az amalgám kiszedésének megkezdését megelőzően egy Chlorella készítményt javasolt. Felhívta a figyelmet arra, hogy mindenképpen biológiai fogorvost keressek, hiszen „tudni kell" kiszedni az amalgámot, illetve minimum 14 napnak el kell telnie a két töméseltávolítás között, idegrendszeri panaszok esetében nagyobb szünetet kell tartani.

Szintén ő ajánlotta a www.heidelberger-chlorrella.de oldalt a termékeik tisztasága miatt.

Nyirkocsomó duzzanatra: Brennessel Würze 3x20 csepp fél liter vízben.

Májra: Hepar-mix wörze 3x20 csepp fél liter vízben.

Amalgámra: Chlorella vulgaris 3x20 vagy 6x10 (vékony testalkatúaknak az utóbbi).

vagy

chlorella energy 1x15 vagy 3x5 (ez egy új termék, Klinghardt nagyon szereti:)

http://www.biopure.eu/produkte/chlorella-algen/chlorenergy/ index.php

Elektroszmogról elmondta, hogy ne legyen a lakásban wifi, éjszakára a telefont ki kell kapcsolni, a hálószobából eltávolítani minden elektromos berendezést, de minimum kihúzni a konnektorból, a lakásban kicserélni az összes energiatakarékos égőt, mivel ezek higanyt tartalmaznak. Neonlámpa alá sem lehet ülni mindaddig, amíg amalgámtöméssel rendelkezem, lehetőség szerint próbáljam kerülni a laptopon történő munkavégzést, használjak internet kábelt és billentyűzetet.

Amennyiben sikeresen megszabadultam az összes amalgam tömésemtől és a HPU-eredményem megfelelő, a kezelés a Quintessence gyógynövénykeverékkel fog folytatódni, ami a Buhner által ajánlott öt növény keverékéből áll, azonban így egyszerűbb a használata, nem kell a beszerzéssel vesződni és a használati utasítás sem bonyolult. Egy liter vízbe napi 8 cseppet kell belekeverni, és a nap folyamán eliszogatni.

Videó az amalgám és a technológia összefüggéséről (német nyelven)
http://www.youtube.com/watch?v=jlQ1jbx6YP0&feature=related

Videó dr. Mutter és dr. Klinghardt részvételével amalgám témában (német nyelven)
http://www.youtube.com/watch?v=I38nRI8a0Ik

Klinghardt-féle diagnosztát találni az alábbi oldalon lehetséges:
http://www.ink.ag/fuer-patientinnen/infos-fuer-patientinnen/index.html

Videóinterjú magáról a tesztről:
http://www.forbetterhealthclinic.com/2010/02/dr-klinghardt-being-interviewed-about-autonomic-response-testing-art/

Quintessence:
http://www.biopureeurope.com/quintessence-5-in-1-herbs.html

Augusztus, két évvel később

Az elmúlt két év során három alkalommal estem vissza, azonban mindössze pár hetes időtartamokra, összesen 15 nap betegszabadságra tartva igényt. Ez a szám magáért beszél. Ilyenkor próbáltuk újrakezdeni az antibiotikumokat, de miután egyre furcsább tüneteket mutattam, mint például tartós hányás, a karom lebénulása, a kezelőorvosom abbahagyatta a szedésüket és egyre inkább az alternatív terápiák felé fordultunk. (Ezeket a Lyme-kór alternatív gyógymódjai című könyv foglalja össze.)

Az izomvesztés miatt 40-es ruhaméretről 34-es lettem, ezt időközben sikerült feltornáznom 36-ra. Újra járok, tornázom és simán leelőzöm a két bottal totyorgó néniket. Minden alkalommal, amikor rosszul ébredtem, arra gondoltam: itt a vége. Még egyszer nem tudok kijönni ebből. Ahogyan azonban az orvosom megjósolta, a „normális" napok egyre tovább tartanak és az élet egyre kevesebb komplikációt hoz. Nekem is be kell látnom, hogy igaza van. Ehhez elég elővenni a „régi" tüneteim listáját, ezeknek ma már nyoma sincs.

Időközben rá kellett jönnöm, mindvégig rossz kérdésekre kerestem a választ. Ahelyett, hogy a környezetemet nyaggattam vég nélkül az olyan, legalábbis általuk megválaszolhatlan panaszokkal, mint a „Miért én?, Miért velem történik ez?" vagy a „Mit tettem, hogy ezt érdemeltem?", elkezdtem keresni az utat. Végre megfogadtam azoknak a tanácsát, akik mostanra kimásztak a bajból. Eljött az idő, hogy hátradőljek, széttárjam a kezem, körbenézzek a koszos lakásban, a félholtan elvégzett házimunka kívánnivalóin átlépve lefeküdjek az ágyba, és becsukjam a szemem. Most gyógyulok. Bármi történik körülöttem, nem érdekel. Lassan kiengedett az eddig – a fájdalomtól – ökölbe szorult tenyerem, megtanultam ellazítani a kíntól csikorgatott fogakat. Emlékeztettem magamat minden nap, minden órában, minden percben, hogy maratont futok, az orvos legoptimistább becslése szerint is két év volt a gyógyulásig. Majdnem igaza lett – egy évet és 10 hónapot kellett várnom arra, hogy megéljem az első „normális" hetemet, amikor végre rohanhattam a metróhoz, nem rogytam le minden útközbe eső padra, ebédszünetben kiszaladtam elintézni a magánjellegű ügyeimet, hétvégén pedig nagytakarításba fojtottam a frissen megszerzett energiámat.

Dióhéjban összefoglalva a történteket: pozitív vagyok HPU-ra, a Zhang protokollal együtt továbbra is folytatom az akupunktúrát, megszabadítottak mind az öt amalgámtömésemtől, szintfenntartásként pedig a Bryon White protokollt ötvöztem a Buhner protokollal. És búcsúzóul szót ejtek az új „mumusról" is. Hisztamin intolerancia.

MI AZ A KPU/HPU?

Dr. Dietrich Klinghardt elméletét már említettem futólag. Róla tudni kell, hogy nem csak krónikus Lyme-kórra szakosodott, kezel egyéb neurológiai „gyógyíthatatlan" betegséget is, mint például az autimus, skrizofrénia, ALS. Dr. Klinghardt észrevette, hogy a betegei állapota csupán egy bizonyos pontig javul, utána visszaesik vagy stagnál. Egy teljes évtized megfigyelése és tapasztalat kellett a „bűnös" fülön csípéséhez. Kryptopyrroluria (KPU) vagy Hemopyrrollactamuria (HPU), ami Malvaria néven is ismert. Bizonyos esetekben öröklött, azonban kiválthatja gyermekkorban elszenvedett trauma és krónikus baktérium- vagy vírusfertőzés is. Becslése szerint a betegek magas százaléka szenved ebben a betegségben, skrizofénia esetében 40-70%,autizmussal élők 50%-a, a Lyme-kórban szenvedő betegek pedig közel 80%-a poziív erre a betegségre.

1958-ban Abram Hoffer kanadai pszichiáter kezdte keresni először a skizofrénia biokémiai eredetét. A laborpapíron megjelenő árnyalata miatt kezdetben „mályva faktorként" emlegették, az állapot később „kryptopyrrole" néven vált ismertebb, ami később „hydroxy-hemopyrrolin-2-one-ra" változott. Dr. Carl Pfeiffer nevezte el, a „Pyrolleuria" betűzése később a tudományos publikációkban mint „Pyrroluria" szerepelt. Dr. Pfeiffer egyébként már az 1970-es években publiklált a témáról, miután betegeinél pozitív eredményeket ért el magas adagolású cinkkel és B6-tal.

Összefoglalva: a HPU lényege, hogy a szervezet leadja a cinket, a biotint, a B6 vitamint, az arachidonic savat.

Miért van szükség ezekre?

Érzelmi zavarok, késleltetett pubertás, durva bőr, elhúzódó sebgyógyulás, növekedési retardáció, hipogonadizmus, hypochlorhydria, mentális letargia, hasmenés, striák, fehér foltok a körmön, makula degeneráció, korpásodás, hiperaktivitás, étvágytalanság, csökkent termékenység, keresztirányú vonalak akörmön, csontritkulás és még sokan mások. „A fehérvérsejt cink nélkül olyan, mint egy hadsereg muníció nélkül" – mondja Dr. Klinghardt.

A biotinhiány okozhat kiütéseket, száraz bőrt, seborrheás dermatitist, törékeny körmöket, hajhullást. Ennél is fontosabb azonban, hogy összefüggésbe hozható a depresszióval, levertséggel, halláskárosodással, izomfájdalommal és a bőr alatti „érzetekkel", mint például bizsergés, tűszúrás. Elengedhetetlen az egészséges agy és az idegrendszer működéséhez.

A mangánhiány járhat ízületi fájdalommal és okozhat ízületi gyulladást, a haj pigmentjének változását, lelassulhat a haj növekedése. Alapvető fontosságú ugyanis a normális növekedéshez, a glükóz felhasználásához, a lipid anyagcseréjéhez, és a pajzsmirigyműködéséhez. Hiánya összefüggésbe hozható egyes betegségekkel, mint például a cukorbetegség, a Parkinson-kór, a csontritkulás, vagy az epilepszia.

A B6 vitamin hiánya viszonylag ritkának mondott, HPU esetében azonban lényegesen sűrűbben fordul elő. Gyakoribb tünetei lehetnek: fáradékonyság, bizonytalan eredetű szédülés, fogyás, sápadt halovány arc, az ajkak és a nyelv fájdalma, zsíros fejbőr, szájzugban berepedt bőr, halvány vörös foltok az arc bőrén, tapintásérzés csökkenése, végtagzsibbadás , kezek szimmetrikus zsibbadása, egy izomcsoportra lokalizált akaratlan, gyors rángások. A cinkhez hasonlóan a B6 vitamin is antioxidáns és szükséges a Glutathione képzéséhez.

Az Omega-6 nevű zsírsav egy speciális változata, az Arachidonic sav hiánya szintén negatívan befolyásolhatja egészségünket. Hiánya károsan befolyásolja a fehérvérsejtek működését, emiatt jobban ki vagyunk téve a fertőzéseknek. Továbbá okozhatja a következő panaszokat: neuropátia, ideg- és érrendszeri komplikációk, koraszülés, bőrkiütések, viselkedészavar, férfiaknál sterilitás, ízületi gyulladások, szemszárazság, növekedési retardáció, száraz bőr és a haj, lassú sebgyógyulás, hajhullás, veseelégtelenség, szívritmuszavar és vetélés.

Diagnózis

A HPU tesztet innen kell rendelni, 65 euró:
http://keac.nl/

A neve: HPU 24-hours

Egy teljes napig kell a vizeletet egy helyen gyűjteni, napközben hűtőben sötét helyen tartani, 24 óra elteltével finoman összekeverni (rázni nem szabad), a teszttel együtt csatolt tűbe felszívni, hétfőn sürgősséggel visszapostázni a laborba. 2-3 hetet is kell várakozni az eredményre, egész Európa ezt a labort használja.

Minden esetben ezzel kell kezdeni! Amennyiben valóban fennáll a HPU probléma, 6-8 hónapot vesz igénybe a korrigálása. Ezután a Borrelia/társfertőzések kezelése gyors és Herx-mentes. (Állítólag. :))

Kezelés:

A Biopure cég *Core* nevű készítményével.

Rendkívül fontos, hogy a kezelés alatt mindvégig figyelemmel kell kísérni az ásványi anyag szintet, ezért csakis orvosi felügyelet alatt szedheti a beteg, a réz szintet folyamatosan ellenőrizni kell, ugyanis a cink miatt a szervezet ledobja. (Általában 4-6 hónap között). A réz pótlásának napi adagolása: 2-4mg, azonban nem szabad a Core készítménnyel egy napon szedni.

A rézhiány tünetei elég szerteágazóak, ugyanakkor igen általánosak, így a problémát sokszor csak hosszas vizsgálatok után sikerül felismerni. Gyermekeknél jellemzően fejlődési, növekedési zavarok jelentkeznek, felnőtteknél pedig lassan emelkedni kezd a koleszterinszint, de hosszú távon vérszegénység is tapasztalható. A rézhiány legjellemezőbb tünetei az alábbiak: hasmenés, bőrgyulladás, kopaszodás, őszülés, általános gyengeség, fáradékonyság, ödéma, ingerlékenység, légzőszervi problémák, vérszegénység, vérnyomásproblémák.

A legtöbb beteg számára a kezelés számos kellemetlen panasszal társul, a tünetek felerősödnek kezdetben. A szervezet elkezdi feldolgozni a bevitt cinket, ezzel egyidőben pedig leadja a korábban behelyettesített nehézfémeket (nikkel, réz, alumínium, bárium, cadmium), amik szabadon keringenek a szervezetben, bizonyos esetekben olyan helyekre is bejutva, ahol komoly károkat okozhatnak. Megelőzésképpen jó pár hónappal a Core kezelés előtt kezdjük el kivezetni a nehézfémeket. Ebben jó szolgálatot nyújt a Chlorella, BioPure MicroSilica, BioPure Phospholipid Exchange (NaEDTA), Detoxamin (CaEDTA) vagy zeolite. Ezeket mindaddig ne szedjük, amíg amalgámtömésünk van!

Saját tapasztalat:

A kezelőorvos utasítása alapján az első napon egy kapszulával kell kezdeni, majd fokozatosan emelni, amíg nem jutunk el a napi 10 szemig. (Vagyis óránként egyet.) Már az első szem után hányingerem lett, rám tört a rosszullét, le kellett feküdnöm, szédültem. Haldokoltam. Emiatt egy hónapig próbálkoztunk a napi egy kapszulával, majd – miután képtelen voltam tolerálni – abban maradtunk, hogy az utolsó amalgám eltávolítása után visszatérünk rá.

ZHANG PROTOKOLL

A Lyme-kór világszerte fertőz. Kínában 1985-ben jegyezték fel az első esetet és több, mint 18 tartományt érintett. A tradícionális kínai gyógyászatban hasonló betegségek a szifilisz és a lepra, emiatt a kezelés középponjában a „heat-clearing, damp-drying and toxic-resolving" áll. Az egyik ok, amiért a betegek az alternatív gyógyászat felé nyitnak, a hagyományos gyógyászat hiányossága, hiszen ez elsősorban az antibiotiumokra épül. Dr. Zhang megfigyelései szerint bizonyos esetekben ez a kezelés elegendő, azonban számos problémát felvet, mint például a rezisztencia. Az antibiotikumot rövid távú használatra szánták, 2-4 hét időtartamra. Mivel azonban a Bf szaporodása lassú, ciszta alakzatban „aludhat", hosszú távú kezelésre van szükség, akár fél évre is, amire az antibiotikum nem alkalmas, károsíthatja a májat, a vesét. Elnyomhatja a baktériumot, de elősegíti a gombásodást, így a Candidát is. A sikeres kezeléhez olyan gyógyszerre van szükség, amelyik átlépi az agyérgátat, hiszen a krónikus Lyme-betegek túlnyomó részének idegrendszeri panaszai vannak. Továbbá az antibiotikum nem alkalmas az esetleges társfertőzések kezelésére sem, mint a Babesia, Mycoplasma stb.

A tradícionális kínai gyógyászat másképpen viszonyul a fertőzésekhez, teljesen eltér a nyugati gyógyászat elveitől. Nem a kórokozókat tekinti kiváltó okként, inkább a test védelmi vonalának a meggyengülésében látja a fő problémát. „Zheng xu xie shi", vagyis „a test ellenállásának a meggyengülése", miközben patogének jelennek meg. Sokan laknak kullancsokkal fertőzött területen, szenvednek el gyakori csípéseket, mégsem mutatják a fertőzés jeleit, azok pedig, akik fertőződtek, különféle, teljesen eltérő panaszokról számolnak be, melyek súlyossága egyénenként változó. Vagyis a Lyme-kór csupán egy állapot, a fő faktor a szervezet védekezőkészsége. Hiába küzdjük le antibiotikus kezeléssel a Bb-t, ettől az immunrendszer nem fog erősödni, a kárt képtelen lesz „megjavítani" a test, a regenerálódás nélküli stratégia csupán fél stratégia. Míg a nyugati orvoslás az antibiotikumra bízza a munka elvégzését, a kínai gyógyászat számol a saját gyógyító erővel, amihez a gyógynövények csupán segítséget nyújtanak, a szerepek nem cserélődnek fel. A hangsúly a gonosz kiűzése, a „Fu zheng qu xie", ez esetben természetesen a megszálló patogén, amit a Qi erősítésével érnek el.

A Zhang protokoll összetevői a patogének kiirtását célozzák meg és immunerősítő funkcióval bírnak. Bf és egyéb társfertőzések esetében – a babesia kivételével –, a terápia alapköve az Allicin, a Coptis, a HH és az R-5081 kapszula. Leghatékonyabb az allicin és a HH kombinációja, és csak abban az esetben változtassunk ezen, ha a beteg nem tolerálja a kezelést, esetleg állapota nem javul. Ekkor a Coptis és az R-5081 párosítást vezessük be.

A Coptis és a HH szintén kis molekulájú az Allicinhez hasonlóan, széles sptektrumú antibakteriális hatással bírnak, alacsony toxicitással, így biztonsággal alkalmazhatóak hosszú távon. Az R-5081 a tradicionális kínai gyógyászatban évszázadok óta ismert gyógymódja a szifilisznek, akár annak késői stádiumában is, 50%-ban sikeres. További előnye, hogy gombásodást nem okoz, vagyis nem kell félni a candidiosis kialakulásától, az anitbiotikumok jól ismert mellékhatásától, mely további kezeléseket igényelne. Egyaránt hatásosak Bartonella, Mycoplasma illetve Ehrlichia esetében, külön kezelési tervet nem igényelnek. Babesia társfertőzésnél a terápia az Artemisiae gyógynövénykapszulával kezdődik, ellenkező esetben a kezelés nem lesz hatékony, a sorrend betartása kötelező. Ízületi és izomfájdalom, fibromyalgia, kiütések, allergiák, vasculitis és Herx reakció esetén az AI=3 kapszula szedése javasolt, a krónikus fáradtságra pedig hatékony gyógyír lehet a Cordyceps kapszula. Elmaradhatlan kiegészítő a Circ P, ami javítja a szövetek vérellátását, regenerálja a gyulladás okozta károsodást. Dr. Zhang ezeket a következtetéseket 1000 króni-kus Lyme-kórban szenvedő beteg kezelése után vonta le, akik átlago-san 6 hónapnyi kezelés után 60%-ban értek el teljes gyógyulást.

Saját tapasztalat:
Rendkívül pozitív tapasztalataim vannak a klinikával. E-mailen keresztül bármikor és szívesen adtak tanácsot, azonban aki «rendes» konzultációt szeretne, az 150 dollár befizetése után telefonon megte-heti. Ezt követően a doktor illetve az asszisztensei elérhetőségének függvényében a további konzultációk ingyenesek.

Mivel nagy valószínűséggel nem szenvedek babesiosisban (meg-nyugtató választ nem kaptam, sokszor ez csupán az immunrendszer megerősödését követően kerül felszínre), azonnal a hagyományos pro-tokollal kezdhettem el a terápiát, vagyis az arteminisin kihagyásával.

Ez a következő dózist jelentette:
Étkezés előtt legalább 15 perccel:
3x1 Allicin kapszula (ez később 3x2 módosul, amennyiben nem okoz problémát)
Étkezés közben:
Napi 3x1 HH kapszula
Napi 3x 1 Circ P kapszula
A protokollhoz szükséges kínai gyógynövények beszerzése nem egyszerű, legalábbis Európában nem. Eredetileg az amerikai Hepapro céghez irányítottak, akik összekötöttek egy svájci gyógyszertárral, így vámfizetés nélkül hozzájuthattam a kapszulákhoz. Fizetni átutalással illetve a hitelkártya adatainak megadásával lehetséges. Egy havi adag 3 doboz Allicin, 2 doboz HH, 2 doboz Circ P-t jelent, ami megközelí-tőleg 250 euróba kerül.

A gyógyszertár elérhetősége:
Dr. Albert Kalin, Paracelsus Apotheke, Hauptstrasse 23, CH-8840 Einsiedeln, Switzerland.
Email:Paracelsus@active.ch
Telefon: 41554184070

Megtettem az első lépést, a kezemben tartottam a gyógynövénye-ket. Mint minden alkalommal, amikor valami újba fogok, most is nehezen szántam rá magam a protokoll elkezdésére.

Az első hét viszontagságait követően a kínai orvosom lecsökkentet-te az adagot napi kettőre, majd napi egyre, végül minden másnap egy kapszulában maradtunk. Az akupunktúrás kezeléseket a vérvétellel felváltva alkalmazta, hogy ezzel segítsük a szervezetem méregteleníté-sét. Szükség volt rá, a gyorsan alvadó vér színe előbb erősen feketébe hajlott, majd fehér hab jött ki belőle, végül buborékok. A kezelés eddig eltelt 4 hónapjában maradt a napi egy kapszula, reggeli serrapeptase-zal és déli samentóval kombinálva.

GÉNVIZSGÁLAT

HLA gének és a Lyme

A lakosság 25% genetikailag képtelen kiszűrni és feldolgozni a biotoxinokat, melyek közül a Lyme toxinja az egyik legkisebb méretű. Ilyenkor a szervezet képtelen az önálló méregtelenítésre, ezért orvosi segítséget kell igénybe venni.

Dr. Dave Ou eddig 227 beteget tesztelt, közülük 222 esetében mutatták ki azoknak a humán leukocita antigéneknek (HLA) a jelenlétét, amik „vakok" a feladat elvégzésére. Normális esetben a HLA olyan fehérje, amely a sejtek felületén elhelyezkedve segítik az immunrendszert a testazonos és testidegen sejtek azonosításában.

Dr. Ou egyszerűsített magyarázata: képzeld el, hogy lefényképeznek egy bűnözőt a bűncselekmény elkövetése közben. A megoldás egyszerű, szétosztják a képet, az elkövetőt körözik, a kép alapján azonosítani tudják. Azonban mi történik, ha nem létezik ilyen fénykép? Semmi. A bűnelkövető személye ismeretlen marad, aki továbbra is szabadon garázdálkodhat.

Amennyiben COMT vagy CBS mutáció is fennáll, a helyzet bonyolódik. A borrelia elhalása után képződött ammónia nem képes felszívódni, az agyban, a bélrendszerben „keringve" komoly károkat okoz.

Génvizsgálat végezhető 100 dollárért itt:

www.23andme.com

MTHFR génmutációval foglalkozó Facebook csoport:

https://www.facebook.com/groups/mthfr.support.education/?fref=ts

HISZTAMIN INTOLERANCIA

Gerry Masterman könyve gondolatébresztő volt a számomra. A félig angol, félig holland származású nő évtizedek óta szenvedett valamiféle rejtélyes betegségtől. Alhasi görcsök, psoriasis, furcsa vörös kiütések, gyulladt szemek, dagadt lábak, remegés, tremor. Éppen Bécsben tartózkodott, amikor a felerősödött tünetek miatt kényszerből félbehagyta a sürgős, határidős munkáját és orvoshoz fordult. A diagnózis: hisztamin intolerancia. A hisztamin érzékenység oka: a szervezetből hiányzik az úgynevezett diaminoxiáz enzim, amely lebontja a hisztamint. Hiányában a fehérjéből és a hisztamin-dús élelmiszerekből származó hormonszerű anyag/anyagok nagymértékben felhalmozódnak a vérben és heves, allergiaszerű tünetet produkálnak.

Melyek ezek a tünetek?

Emésztés: hasmenés, gyomorgörcs, fájdalom, hányinger, telítettségérzet, IBS, Crohn, Colitis ulcerosa, krónikus székrekedés, reggeli, étkezést megelőző telítettségérzet.

Arc és a fej: migrénszerű fejfájás, a gyógyszerek nem használnak, vörös arc és nyak, melegérzet, orrfolyás vagy eldugult orr, könnyes vagy vörös szemek, gyakran étkezés közben vagy után, szédülés, vattával kitömött fej érzete, alvászavar, krónikus fáradtság, az alvás nem pihentető, személyiségváltozás (agresszivitás, koncentráció hiánya, szórakozottság), pánikroham.

Bőr: kiütés, ekcéma (maradandó illetve jön és megy, ok nélkül), acne rosacea, viszketés.

Mellkas: asztma, szívritmuszavar.

Menstruáció: dysmenorrhoea (erős fájdalom), a terhesség alatt a tünetek elmúlnak, majd visszajönnek.

Egyéb tünetek: hidegrázás, alacsony vérnyomás, izzadás, extrém esetben anafiliás sokk.

A hisztamin intoleranciával gyakran együtt jár: allergia, glutén érzékenység, laktózérzékenység, fruktóz intolerancia, kazein intolerancia, glutamate intolerancia.

Tesztelés:

Kezelésre és diagnosztizálásra szakosodott magyar orvos
http://www.balaicza.hu/
Amennyiben a szigorú, célirányos diéta hatásra elmúlnak, illetve enyhülnek a tüneteink, valószínűsíthetjük a hisztamin érzékenységet. A következő tanácsok a diéta összeállítására vonatkoznak.

Az alábbi ételeket NE fogyassza:

Húsok-húskészítmények, halak: füstölt hús, füstölt sonkafélék, szalámi, belsőségek/tüdő, velő, máj.

Szardíniák, olajos halak, hal /tonhal, szardínia, szardella, füstölt hering, ikra/.

A halak és a tenger gyümölcseinek többsége teljesen frissen és fagyasztott állapotban fogyasztva nem szokott gondot okozni, ám ha már hosszabb ideje állnak, rendkívül gyorsan megindul bennük a baktériumok hatására a hisztamin termelés. Ezért ha valaki hisztamin érzékeny, csak akkor egyen belőlük, ha biztosan teljesen frissek ezek a nyersanyagok. A mirelit mindig kevesebb hisztamint tartalmaz, mint a hűtőben több napig tárolt étel.

Tej, tejtermékek: tej, vaj, sajtok /Ementáli, Rokfort, Camembert, Gouda, Stilton, Cheddar, füstölt sajtok, penészes sajtok.

Tojás: tojássárgája, tojásfehérje

Zöldségek-gyümölcsök (zöldség- és gyümölcskészítmények): erős paprika, paradicsom, zeller, avokádó, petrezselyem, spenót, őszibarack, savanyú káposzta, kovászos uborka, kivi, málna, földieper, görögdinnye, banán, alma, ananász, grapefruit, papaja, citromnarancs, mandarin, narancs, olajos magvak /dió, mogyoró, mák/, száraz hüvelyesek /lencse, szárazbab, sárgaborsó, szója/.

Élvezeti szerek: kakaó, csokoládé, mogyorókrém, kávé, ételfestékek, fehérbor, vörösbor, sör, pezsgő, röviditalok.

Fűszerek, ízesítők: erős paprika, zeller, petrezselyem, fahéj, ketchup, vegeta.

Gyógyszerek: Hidrocodin, Morfin és származékai, Szalicilkészítmények /Colfarit, Istopyrin, Kalmopyrin, Na-salycil/, Indometacinum, nagy molekulájú infúziós anyagok /Dextran, Rheamakrodex/, NSAID (nem szteroid gyulladáscsökkentők).

Az alábbi ételeket eheti :

Gyümölcsök, zöldség-főzelékfélék: cseresznye, meggy, egres, ribizli, sárgabarack, szilva, szőlő, birs, ringló, körte, sütőtök, sárgarépa, cukkini, patisszon, fejes saláta, karfiol, brokkoli, kel, gesztenye, zöldpaprika (ha nem csípős), zöldbab, zöldborsó, burgonya, főzőtök.

Gabonafélék, kenyérfélék: ami az ízlésének megfelelő.

Az elkészült ételeket azonnal célszerű elfogyasztani. Ha valamivel több, mint 1 órát áll hűtés nélkül, már ne egye meg, mert a baktériumok gyorsan elkezdik a bontást, s óriási mennyiségben keletkezhet hisztamin az ételben.

Hova forduljak?

Orvoshoz!

A krónikus Lyme-kór kezelése komplex feladat. A társfertőzéseket még nem vizsgálják, nem kezelik. Nem is hallottak róla. Rengeteg vizsgálat szükséges, esetenként alternatív terápiák, megbízható labortesztek. Ez jelenleg (2015 augusztusa) egyedül dr. Balaicza Erikánál áll rendelkezésre, aki az egyetlen európai Lyme-klinikával áll szakmai kapcsolatban. (A szerző nem áll semmilyen jellegű üzleti kapcsolatban a doktornővel.)

Lyme-fórumok:

Magyar oldal:

www.lymebeteg.hu

Facebook oldal:

https://www.facebook.com/pages/A-Lyme-k%C3%B3r-alternat%C3%ADv-gy%C3%B3gym%C3%B3djai/422029147833264?ref=hl

Index fórum:

http://forum.index.hu/Article/showArticle?t=9038710

Ezzel el is búcsúzom, jó utazást, gyógyulást kívánva.

A szerző.

Melléklet

A Lyme-kór szinte sohasem támad egyedül. A következő társfertőzések tüneteire fordítsunk fokozott figyelmet. Mindaddig nem javul állapotunk, amíg ezeket a betegségeket nem kezeltük sikeresen.

Babesiosis:

– hidegrázás

– fáradtság, aluszékonyság

– magas láz a betegség kezdetekor

– éjszakai izzadás, „vízben úszik" a beteg, emiatt gyakran át kell öltöznie

– erős izomfájdalmak, különösen a láb izmainál és a fenéken

– gyakran szédül, „részeg", kótyagossághoz hasonló érzés, „lebegés" vagy „felhőn sétálás"

– rendkívül erős depresszió

– légszomj és/vagy köhögés

– étvágycsökkenés és/vagy hányinger

– epe- és/vagy májmegnagyobbodás

– abnormális vérkép (alacsony fehérvérsejtszám, alacsony vérlemezkeszám, májenzimek enyhe emelkedése és emelkedett ESR)

– fejfájás – migrénszerű, tartós, és különösen a fej hátsó részén és a tarkón

– ízületi fájdalom

– izgatottság, pánik

– súlyos pszichiátriai problémák, gyakori gondolat az öngyilkosságra

– nyirokcsomó duzzanat (nyakon és hónaljban)

– gyakran hízás

Bartonella:

– fáradtság (gyakran mozgással)

– hőemelkedés, főleg reggel és/vagy a késő délutáni órákban, gyakran társul egy most kezdődő influenza vagy vírusfertőzés érzetével

– izzadás, főként a reggeli vagy késő délutáni órákban (néha éjszaka), leginkább a „ragadok" kifejezés jellemzi

– fejfájás, főként a fej elején/homloknál jelentkezik

– szemmel kapcsolatos problémák, homályos látás, vörös szem vagy szemszárazság

– fülcsengés (tinnitus) és időnként hallási problémák (csökkent vagy fokozott érzékenység, hyperacusis)

– torokfájás (visszatérő)

– fájó nyirokmirigyek, főként a nyaknál és hónaljban

– izgalmi állapot, mások idegeskedésnek látják

– átmeneti zavartság

– alvászavar, különösen elalvási nehézség és rossz alvásminőség

– ízületi fájdalom és merevség, gyakran a bal és jobb oldalon is egyszerre, szemben a Lyme-betegséggel, amely leginkább csak az egyik oldalon okoz fájdalomat és merevséget

– izomfájdalom, izomrángás, izomgörcs

– lábfájdalom, főleg reggelenként, a sarok és a talp érintett, gyakran félrediagnosztizált, mint „saroksarkantyú" (planter fasciitis)

– idegirritációs tünetek, mint pl. égő érzés, vibrálás, zsibbadás

– Remegés és izomrángás

– szívdobogás és mellkasi fájdalmak

– ideiglenesen fellépő légszomj

– furcsa, visszatérő kiütések a testen, vörös csíkok a lábakon és a karokon

– hasi fájdalom, savas reflux

– csontfájdalom és érzékenység

– tarkófájdalom

– belső remegés érzete

– „valami mászik bennem" érzése

Ehrlichia:

– emelkedett májenzimek

– fejfájás

– izomfájdalmak

– folyamatos fáradtság

– tartós leukopenia

– thrombocytopenia

Mycoplasmosis (Mycoplasma fermentans):

– hajhullás, hajszín változás

– hallásvesztés, tinnitus, fülgyulladás

– zavaros vagy kettõs látás, fényérzékenység, beúszó fekete foltok, izomrángás, száraz szem, viszketõ szem, könnyezõ szem

– hidegre érzékeny fogak, kiesõ fogak, vérzõ íny, erõteljes nyáladzás

– állandó orrfolyás vagy orrdugulás, szaglás romlása vagy elvesztése,

– arcüreggyulladás,

– torokfájás, légzési nehézség, tüsszögés, torokköszörülés vagy köhögés

– fehér lepedék a nyelven, fájdalom a szájban, fájó ajkak
allergiaszerû reakciók, nyelv zsibbadása, szájszárazság

– elhaló hang, rekedség

– szomjúságérzet

– megváltozott ízlelés, problémás nyelés

– gyomorgörcsök, gyomorfájdalom

– vizes hasmenés, puffadás, idõnként véres széklet

– hányinger, hányás

– alkoholintolerancia

– felpuffadt alhas

– éhségérzet, étvágytalanság

– hámlás, szárazság, lassan gyógyuló sebek, viszketés, furcsa kiütések, elvörösödõ bõr, sárgaság, „leégés", spontán kialakuló kék-zöld foltok

– hidegre érzékenység (könnyen megfázik), állandó megfázás vagy nátha

– boka feldagadása

– bedurrant nyirokcsomók

– láb- és/vagy körömgomba

– éjszakai izzadás, éjszakai láz

– rémálmok, kialvatlanság, állandó fáradság

– problémás járás

– problémás ébredés

– insomnia

– palpitáció, kimaradt vagy extra szívverés, magas pulzusszám

– mellkasi nyomás

– izom és / vagy ízületi fájdalom, görcsök, fájó vagy égő izmok, zsibbadt végtagok,

– „tűszúrás", izomgyengeség, paresthesias, remegés,

– derékfájdalom, nyakfájdalom,

– gyakori vizelés, időnként vér a vizeletben

– kontroll elvesztése

– szexuális étvágy elvesztése

– gyakori gombásodás

– szabálytalan menstruáció, PMS, görcsök, endometriosis

– fejfájás

– rövid távú memória elvesztése, koncentráció romlása

– depresszió, apátia, öngyilkosságról gondolatok, hangulatváltozás, idegesség

– elkent beszéd vagy dadogás, nehezen talál szavakat

– rossz egyensúly, szédülés, „könnyű" fej

– encephalitis, aseptic meningitis.

Tartalom

www.ingramcontent.com/pod-product-compliance
Lightning Source LLC
Chambersburg PA
CBHW070815270326
41927CB00010B/2420